김은영 약사가 알려주는

내 몸에 딱 맞는
맞춤형 건강기능식품

저자 | 김은영

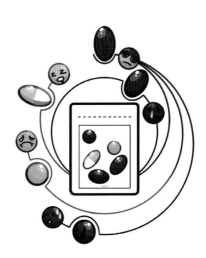

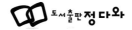

도서출판 정다와

김은영 약사가 알려주는

내 몸에 딱 맞는
맞춤형 건강기능식품

초판 1쇄 인쇄 2025년 2월 21일
초판 1쇄 발행 2025년 2월 27일

저   자 │ 김은영
발 행 인 │ 정동명
디 자 인 │ 서재선
인 쇄 소 │ 재능인쇄
펴 낸 곳 │ (주)동명북미디어 도서출판 정다와
주   소 │ 경기도 과천시 뒷골1로 6 용마라이프 B동 2층
전   화 │ 02.3481.6801
팩   스 │ 02.6499.2082
홈페이지 │ www.dmbook.co.kr / kmpnews.co.kr

출판신고번호 │ 2008-000161
ISBN │ 978-89-6991-044-8
정가 15,000원

김은영 약사가 알려주는

내 몸에 딱 맞는
맞춤형 건강기능식품

최소의 영양제로 최대의 효과 얻는 최적의 조합

영양제 선택과 섭취에 대한 실용적인 가이드 제시

무엇을 살까 고민하지 않는 '영양제 선물세트' 구성

들어가는 말

"You are what you eat"

"내가 먹은 것들이 곧 나이다."

유럽 여행 중 버스에서 마주친 이 문구는 저에게 깊은 울림을 주었습니다. 단순하지만 강력한 이 메시지는 우리의 건강과 삶의 질이 얼마나 식생활 및 영양과 밀접하게 연결되어 있는지를 일깨워주었습니다. 그리고 그 깨달음은 제가 약사로 일하면서 늘 마음속에 간직해온 신념이 되었습니다.

우리는 매일 수많은 선택을 합니다. 그중에서도 '무엇을 먹을까?'하는 선택은 우리 건강에 직접적인 영향을 미치는 가장 중요한 결정 중 하나입니다. 하지만 현대사회를 살아가는 우리들은 바쁜 일상 속에서 끼니를 대충 때우거나, 영양제 섭취를 건너뛰는 경우가 많습니다. 작은 선택의 차이가 시간이 흐르면서 큰 결과의 차이를 만들어낸다는 것을 알면서도 말입니다.

약사로 그리고 건강 상담사로 일하면서 저는 수많은 분들의 건강 고민을 들어왔습니다. 그중에서도 가장 많이 받았던 질문은 "어떤 영양제를 먹어야 할까요?"였습니다. 이 질문에는 늘 또 다른 질문들이 뒤따랐습니다. "이 영양제들을 같이 먹어도 될까요?", "이렇게 많은 영양제를 먹어야 할까요?", "효과는 있을까요?", "언제 먹는 게 좋을까요?"

이러한 고민들을 해결하고자 하는 마음으로 이 책을 쓰게 되었습니다. 약사로서, 맞춤형 건강기능식품 상담 전문가로서, 그리고 영양약물아카데미(NMA) 운영자로서 쌓아온 경험과 전문 지식을 바탕으로 누구나 쉽게 이해하고 실천할 수 있는 영양제 가이드를 만들고자 했습니다.

이 책의 특별한 점

이 책은 세 가지 핵심 가치에 중점을 두었습니다.

첫째, '최소한의 노력으로 최대의 효과'를 얻을 수 있는 방법을 제시합니다. 불필요한 영양제를 줄이고, 꼭 필요한 영양제들의 최적의 조합을 알려드립니다. 수많은 임상 경험과 연구 자료를 바탕으로, 가장 효과적인 영양제 섭취 방법을 찾아내었습니다. 어떤 영양제들이 서로 시너지를 내는지, 어떤 것들은 같이 먹지 않는 것이 좋은지, 그리고 언제 먹는 것이 가장 효과적인지 등 실질적인 정보를 담았습니다.

둘째, 당신의 시간과 비용을 절약 해드립니다. 수많은 영양제 중에서 무엇을 선택해야 할지 고민하는 시간을 줄여주고, 과잉 섭취를 방지하여 불필요한 지출을 막아드립니다. 영양제를 고르기 위해 수많은 학술 논문과 연구 자료를 모두 읽고 분석하는 것은 현실적으로 불가능합니다. 제가 수년간 쌓아온 전문성을 바탕으로, 당신의 건강을 위한 가장 현실적이고 효과적인

해답을 제시해드리겠습니다.

셋째, '실제 생활에서 실천 가능한' 방법을 알려드립니다. 복잡한 이론이나 어려운 설명 대신, 바쁜 일상 속에서도 쉽게 실천할 수 있는 현실적인 가이드라인을 제시합니다. 영양제는 꾸준히 복용할 때 효과를 볼 수 있습니다. 아무리 좋은 영양제라도 실천하기 어려우면 소용이 없습니다. 이 책은 당신의 생활 패턴에 맞추어 쉽게 실천할 수 있는 방법을 제안합니다.

이 책을 활용하는 방법

이 책은 영양제 선택과 섭취에 대한 실용적인 가이드로 구성되어 있습니다. 각각의 섹션은 독립적으로 읽을 수 있도록 구성되어 있어, 본인의 필요에 따라 원하는 부분을 찾아 바로 활용할 수 있습니다.

책의 첫 부분에서는 영양제 섭취의 기본 원칙과 주의사항을 다룹니다. 특히 초보자들을 위한 영양제 섭취 방법과 부작용 관리, 제품 선택 시 주의할 점 등 기초적이지만 중요한 정보들을 제공합니다.

중반부에서는 다양한 목적과 상황에 맞는 맞춤형 영양제 세트를 소개합니다. 각 영양제 선택 시 확인해야 할 인증마크나 원료 정보도 함께 안내하며, 과학적 근거를 바탕으로 한 설명과 실제 활용 팁을 제공합니다.

후반부에서는 맞춤형 건강기능식품 제도와 약물 상호작용에 대해 다룹니다. 맞춤형 건강기능식품의 개념과 장점, 이용 방법부터 관련 법령까지 상세히 설명하여 개인 맞춤형 영양 관리의 새로운 패러다임을 소개합니다. 또한 약과 영양제의 상호작용에 대한 중요한 정보를 다루어, 안전하고 효과적인 영양제 섭취를 위한 필수적인 지침을 제공합니다. 특히 약물과 영양제를 함께 복용할 때 발생할 수 있는 위험성과 주의사항을 상세히 다루어, 건강한 영양제 활용을 돕습니다.

감사의 말

이 책이 세상에 나올 수 있도록 도와주신 많은 분들께 감사드립니다. 특히 이 책을 쓰도록 제안하고 기획해주진 〈도서출판 정다와〉 정동명 대표님, 그리고 책이 완성되기까지 아낌없는 조언과 다양한 아이디어를 제공해주신 이준환 님께 진심으로 감사드립니다.

또한 그동안 저에게 상담 받기위해 찾아주신 모든 분들께도 감사드립니다. 여러분의 질문과 고민이 이 책을 더욱 풍성하게 만들어 주었습니다. 여러분의 건강한 삶에 이 책이 작은 도움이 되길 바랍니다.

마지막으로 바쁜 와중에도 이 책을 집어 들어주신 독자 여러분께 감사드립니다. 이 책이 여러분의 건강한 삶을 위한 든든한 길잡이가 되길 진심으로 바랍니다.

2025. 2
김은영 드림

III. 증상별 선물세트 추천

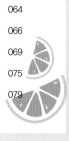

영양제의
기본 상식과 이해

1. 비타민과 미네랄

우리 몸이 정상적으로 기능하고 건강을 유지하기 위해서는 비타민과 미네랄 등의 필수 영양소가 필요합니다.

두 영양소 모두 몸에서 자체적으로 만들어지지 않기 때문에, 음식이나 영양제를 통한 외부 섭취가 꼭 필요합니다.

비타민(Vitamins)

– 주요 기능 : 신진대사 조절, 면역기능 강화, 세포 및 조직의 성장과 유지에 필수적입니다. 비타민은 수용성(비타민 B, 비타민 C)과 지용성(비타민 A, D, E, K)으로 구분됩니다.

– 섭취 방법 : 다양한 과일, 채소, 견과류, 육류 등을 통해 섭취할 수 있습니다.

미네랄/무기질(Minerals)

– 주요 기능 : 뼈와 치아의 형성, 체액 균형 유지, 신경 전달, 근육 수축 등 다양한 생리적 기능을 지원합니다. 주요 미네랄로는 칼슘, 철, 마그네슘, 칼륨, 나트륨 등이 있습니다.

– 섭취 방법 : 우유 및 유제품, 녹색 채소, 해산물, 견과류 등을 통해 섭취할 수 있습니다.

비타민/미네랄의 주요 특성

– 비타민의 주요 기능 / 결핍 증상

비타민		주요기능	결핍 증상
A	레티놀	시력 유지, 면역 기능, 세포 성장 및 분화	면역력 저하, 피부 건조, 야맹증
B1	티아민	에너지 대사, 신경 기능 유지	피로, 신경계 이상, 각기병
B2	리보플라빈	에너지 생산, 세포 기능 유지	구순염, 피부염, 눈의 피로
B3	나이아신(니코틴산, 니코틴산아미드)	DNA 수리, 에너지 대사	피부염, 설사, 치매
B5	판토텐산	지방산 합성, 에너지 생산	피로, 두통, 수면장애
B6	피리독신	아미노산 대사, 신경전달물질 합성	빈혈, 피부염, 면역 기능 저하
B7	비오틴	지방산 합성, 아미노산 대사	탈모, 피부 발진, 신경계 이상
B9	엽산	DNA 합성, 세포 분열	빈혈, 신경관 결손
B12	코발라민	적혈구 형성, 신경 기능 유지	피로, 신경 손상, 악성 빈혈
C	아스코르브산	항산화 작용, 콜라겐 합성	피로, 잇몸 출혈, 괴혈병
D	칼시페롤	칼슘 흡수, 뼈 건강	뼈통증, 근육 약화, 구루병, 골연화증
E	토코페롤	항산화 작용, 세포막 안정화	신경계 이상, 근육 약화
K	필로퀴논(K1) 메나퀴논(K2)	혈액 응고, 뼈 대사	출혈 경향, 골다공증

– 미네랄의 주요 기능 / 결핍 증상

미네랄	주요기능	결핍 시 증상
칼슘	뼈와 치아의 형성 및 유지, 근육 수축, 신경 전달, 혈액 응고	골다공증, 성장 지연, 근육 경련
철	헤모글로빈 형성, 산소 운반, 에너지 대사	빈혈, 피로, 면역력 저하, 집중력 감소
마그네슘	단백질 합성, 근육 및 신경 기능, 혈당 조절, 혈압 조절	식욕부진, 메스꺼움, 피로, 근육 경련
아연	면역 기능, 단백질 및 DNA 합성, 상처치유, 미각과 후각 유지	성장 지연, 면역력 저하, 상처 치유 지연, 미각 및 후각 감소
구리	철 대사, 신경 및 면역 기능, 콜라겐 형성	빈혈, 골다공증, 신경계 이상
셀레늄	항산화 작용, 갑상선 호르몬 대사	근육 약화, 심장 질환, 면역력 저하
크롬	인슐린 작용 보조, 탄수화물 대사	혈당 조절 장애, 체중 감소
인	뼈와 치아 형성, 에너지 생산, 세포막 구성	근육 약화, 뼈 통증, 식욕 부진
몰리브덴	황 함유 아미노산 및 이종고리 화합물의 대사에 필요한 효소의 보조인자로 작용	결핍은 매우 드물며, 드물게 신경계 장애 가능성
망간	아미노산, 콜레스테롤, 포도당 및 탄수화물 대사; 항산화 작용; 뼈 형성; 생식 및 면역 반응	결핍은 드물며, 드물게 뼈 및 연골 이상, 성장 지연
요오드	갑상선 호르몬 합성, 신진대사 조절	갑상선 기능 저하, 성장 장애, 피로

2. 내가 먹고 있는 영양제 제대로 구분하기

의약품 / 건강기능식품 / 식품

– 당신이 먹고 있는 영양제의 정체가 무엇인지 정확히 아시나요?

사실 우리가 '영양제'라고 부르는 제품들은 겉모습은 비슷해 보여도 실제로
크게는 세 가지의 전혀 다른 종류로 나뉩니다.

바로 의약품, 건강기능식품, 그리고 일반식품입니다.

의약품	건강기능식품	일반식품
질병의 직접적인 치료 예방	건강 유지 개선에 도움	특정 효능을 표시할 수 없음

겉보기에 크게 차이가 나지는 않죠?

"어? 그게 뭐가 다른데?"라고 생각하실 수 있겠지만, 이 차이를 알면 당신
의 건강관리가 한층 더 스마트해질 거예요.

의약품은 질병의 예방과 치료 효과를 가지는 약국에서만 살 수 있는 '진짜 약'이고(온라인 구매는 불가능), 건강기능식품은 특별한 건강 효과를 인정받은 '건강 도우미'예요. 일반식품은 우리가 매일 먹는 식품으로 영양 성분을 담고 있을 수 있지만, 특정 효능을 표시할 수는 없어요.

지금 내가 먹고 있는 영양제가 어떤 종류인지 구분하는 방법에 대해서 배워볼까요?

– 내가 먹고 있는 제품이 무엇인지 확인하기

제품을 구입하기 전에 포장의 문구와 도안을 꼭 확인해보세요!

의약품	건강기능식품	일반식품
일반의약품	건강 기능식품 식품의약품안전처	식품안전관리인증 HACCP 식품의약품안전처
처방전 없이 약국에서 구입하는 의약품의 경우 포장에 '일반의약품'이라고 적혀 있음	건강기능식품의 경우 포장에 '건강기능식품' 이라는 문구 또는 도안이 있음	일반식품에 사용할 수 있는 안전관리인증 마크로 건강기능식품 마크와 구분이 필요

그렇다면, 분류에 따라 제품이 어떻게 다르고, 나의 영양제를 구입할 때 참고할 수 있는 내용이 어떤 것이 있는지 한번 자세히 알아볼까요?

의약품 / 건강기능식품 / 식품의 주요 차이점

1. 규제 강도
  - 의약품 〉 건강기능식품 〉 일반식품

2. 효능 표시
  - 의약품 : 질병 치료 및 예방 효과 표시 가능
  - 건강기능식품 : 특정 건강기능 표시 가능
  - 일반식품 : 효능 표시 불가

3. 판매 장소
  - 의약품 : 주로 약국
  - 건강기능식품 : 약국, 건강기능식품 전문점, 일반 마트 등
  - 일반식품 : 모든 식품 판매점

4. 안전성 검증
  - 의약품 : 가장 엄격한 임상시험 필요
  - 건강기능식품 : 기능성과 안전성에 대한 검증 필요
  - 일반식품 : 기본적인 식품 안전성 기준 충족

대상별 선물 세트 추천

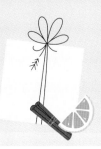

1. 맞춤 영양제 세트 선정 기준

"최소한의 영양제로 최대 효과를 볼 수 있도록,
그리고 바쁜 일상생활에서도 현실적으로 편리하게 먹을 수 있도록."

이 책의 대부분을 차지하는 맞춤 영양제 세트는 아래 세 가지 기준에 따라 세트를 구성하였습니다.

1) 학술적 근거 및 연구 결과가 충분한가
2) 건강 전반에 도움이 되는 기초/필수 영양소 우선 추천
3) 구하기 쉽고, 먹기 편리한가

좋은 영양제는 많지만, 이 책에서는 '기초' 영양제 세트에만 집중했습니다. 영양제를 처음 시작하는 사람에게 권장할 만한 기본 구성을 제안하고자 한 것입니다. 먼저 이 세트로 시작한 뒤 개인 특성과 상황에 따라 영양제를 조절해 나가면 됩니다.

<TIP>

다양한 영양제를 일괄 구매하여 섭취하는 경우, 한꺼번에 모든 영양제를 섭취하는 것을 추천하지 않습니다.
하나의 영양제를 먼저 먹고 효과와 부작용 여부를 파악한 후, 문제가 없다고 판단되면 다음 영양제를 동일한 방법으로 섭취해주세요.

2. 영양제 섭취 시 발생 가능한 부작용

새로운 영양제를 섭취 시에는 꼭 아래와 같은 부작용이 있는지 일주일간 잘 관찰해보세요.

필요시 전문가와 상담도 추천합니다.

영양소	가능한 부작용 *모두에게 생기지는 않아요
종합비타민, 비타민 B 복합제	★속쓰림, 울렁거림 등 위장장애
비타민 A	과다 섭취 시 두통, 어지럼증, 간 손상
비타민 C	★속 쓰림, 고용량 섭취 시 설사
비타민 D	과다 섭취 시 메스꺼움, 변비
마그네슘	★설사, 복통, 과다 섭취 시 저혈압
프로바이오틱스	★가스, 복부 팽만, 설사
칼슘	★변비, 과다 섭취 시 신장결석, 고칼슘혈증
오메가-3	★위장장애, 과다 섭취 시 출혈 위험
은행잎 추출물	두통, 어지럼증, 위장장애
코엔자임Q10	메스꺼움, 불면증
L-테아닌	두통, 어지럼증
포스파티딜세린	소화불량, 두통, 위장장애
식물성멜라토닌	★졸음, 어지럼증
글루타치온	복통, 메스꺼움
콜라겐	설사, 알레르기 반응
피크노제놀	어지럼증, 위장장애
루테인, 지아잔틴, 아스타잔틴	과다 섭취 시 피부가 노랗게 변화
빌베리 추출물	위장장애, 메스꺼움

영양소	가능한 부작용 *모두에게 생기지는 않아요
소화효소	가스, 설사
밀크씨슬	위장장애, 설사
보스웰리아	피부발진, 소화불량
MSM	★속쓰림, 메스꺼움, 설사
바나바잎 추출물	저혈당, 위장장애
크롬	어지럼증, 저혈당
L-아르기닌	★복부 불쾌감, 위장장애, 설사
대두이소플라본 / 대두추출물	메스꺼움, 위장장애
크랜베리 추출물	속쓰림, 설사

선물 추천 1 영양제 초보자 세트

기대 효과 #영양 결핍 방지 #피로 회복 #항산화 #수면의 질 향상

상담 case

영양제 효과 있나요?

나이 들면서 피곤하고, 뭔가 챙겨 먹어야 할 것 같아 고민인데,

먹기 좋은 것 추천해주세요.

김은영 약사'S ANSWER

영양제를 처음 드시나요?
당장 효과 체감 가능한 기초 영양제 추천해드릴게요.

이것만 기억하세요!

종합비타민(1~2정) + 비타민 C(500~1,000mg) + 마그네슘(200~350mg)

- **종합비타민**은 약국에서 **활성형 비타민** [1] 성분을 포함한 제품 구매를 추천

- **비타민 C**는 프리미엄 원료를 원하신다면 DSM사의 원료 브랜드 마크인 'Quali-C' [2] 마크를 제품 포장 또는 상세페이지에서 확인하세요.

- **마그네슘**은 구연산마그네슘, 마그네슘글리시네이트 등 유기산 or 킬레이트 마그네슘 형태의 마그네슘이 위장 부담이 더 적어서 추천해요.

'마그네슘 고르는 법' 참고 → p.30

---

1) 활성형 비타민은 몸속에서 변환 없이 바로 사용 가능한 비타민의 형태로, 일반적인 형태의 비타민에 비해 흡수 및 작용 속도가 빠릅니다.
2) 국제 품질 인증을 획득하여 최고 수준의 품질과 안전성을 보장하는 DSM사의 원료 브랜드

제품에서 Quali-C 마크 확인하기

* 추천 제품이 아닌 예시를 위한 제품 이미지입니다.

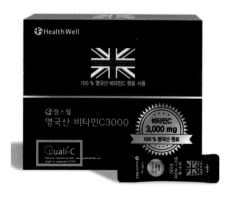
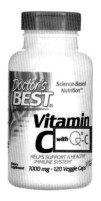

이렇게 드셔보세요!

☀	점심 식후	종합비타민(1~2정) + 비타민C(500~1,000mg)
🌙	저녁 or 취침 전	마그네슘(200~350mg)

* 2번 챙겨 먹기 귀찮다면, 점심에 한번에!

* 아침을 충분히 챙겨 먹는다면, 아침 식후 섭취도 괜찮아요.

약국 구매 멘트 #이렇게 말해 보세요.

"활성형 비타민 성분이 포함된 종합비타민과 비타민 C 1,000mg(산화 or 유기산 or 킬레이트). 마그네슘 200~400mg 제품을 찾고 있어요."

* 나의 불편 증상, 개인 특성(질병, 약, 생활습관 등)을 얘기하고 제품 상담을 요청하면, 나에게 더 꼭 맞는 맞춤형 제품을 추천 받을 수 있어요!

드신 분들의 피드백

"확실히 덜 피곤하고 가벼워요! 먹을 때와 안 먹을 때의 차이가 느껴져요"

"마그네슘을 자기 전에 먹었더니, 더 푹 자는 것 같아요."

"잘 챙겨 먹을 때는 확실히 입에 구내염이 잘 안 생겨요."

개인 맞춤 영양제 설계 TIP

활동이 많거나 피로가 심한데, 튼튼한 위장을 가졌다면?

– 종합비타민 대신 고함량 **비타민 B 복합제**를 드셔보세요.

* 위장이 튼튼하고 많이 피곤한 사람에게는 비타민 B군을, 위장이 약한 사람에게는 부담
  없는 종합비타민을 추천해요

종합비타민 vs 비타민 B 복합제, 어떤 걸 먹어야 할까요?

두 제품의 차이와 선택 방법을 간단히 알려드릴게요.

종합비타민과 비타민 B 복합제의 차이는?

● 종합비타민

   비타민 A, C, D, E와 비타민 B군, 그리고 주요 미네랄(칼슘, 마그네슘, 아연 등)까지 다양한 영양소가 포함된 제품이에요. 여러 가지 영양소를 한 번에 섭취하고 싶다면 좋은 선택입니다.

● 비타민 B 복합제

   비타민 B 복합제도 비타민 B 성분뿐만 아니라 비타민 A, C, D, E와 주요 미네랄 등 제품에 따라 다양한 영양소를 포함하고 있습니다. 다만, 특정 비타민 B군의 함량이 일반 종합비타민보다 훨씬 많이 들어있는 제품입니다.

어떤 사람에게 어떤 제품을 추천할까?

● 종합비타민이 필요한 사람

   ○ 식사가 불규칙하거나 편식이 심한 분

   ○ 다양한 비타민과 미네랄이 부족할 가능성이 높은 분

   ○ 영양소를 고르게 섭취하고 싶거나 균형 잡힌 건강 관리를 원하는 분

● 비타민 B 복합제가 필요한 사람

  ○ 피로감이 심하거나 에너지가 부족하다고 느끼는 분

  ○ 스트레스를 자주 받거나 정신적, 육체적 활동이 많은 분

  ○ 술이나 커피를 자주 섭취해 비타민 B가 부족할 가능성이 높은 분

종합비타민과 비타민 B군 복합제 함께 먹어도 되나요?

종합비타민과 비타민 B군 복합제를 함께 섭취하면, 몇몇 성분이 상한량을 초과해 몸에 좋지 않은 영향을 줄 수 있어요.

종합비타민의 다양한 영양소와 비타민 B군 복합제의 강력한 효과를 모두 얻고 싶다면, 아래 방법을 참고해보세요.

1) 두 제품을 하루씩 번갈아가며 섭취하기

2) 전문가와의 상담을 통해, 함께 섭취해도 상한량을 초과하지 않는 제품 조합인지 확인하기

요약

종합비타민과 비타민 B군 복합제 중 나에게 더 잘 맞는 제품을 고르고, 부족한 영양소는 식단과 추가 영양제 등을 통해 채워보세요.

TIP '영양제 제대로 읽는 방법(성분/함량 확인)' 참고 → p.135

종합비타민 vs 비타민 B 복합제 비교표(µg = 1/1000 mg)

*표는 이해를 돕기 위한 예시로, 실제 제품별로 다양한 함량 구성을 가지고 있어요.

	1일 영양성분 기준치	종합비타민	B군 복합제	
비타민 A	700 µg	110%	0%	
티아민(B1)	1.2 mg	567%	8208%	★
리보플라빈(B2)	1.4 mg	557%	2050%	
니아신(B3)	15 mg	187%	67%	
판토텐산(B5)	5 mg	480%	2000%	
피리독신(B6)	1.5 mg	653%	3333%	
비오틴(B7)	30 µg	300%	667%	
엽산(B9)	400 µg	340%	125%	
코발라민(B12)	2.4 µg	1833%	41667%	★
비타민 C	100 mg	120%	50%	
비타민 D	10 µg	100%	250%	
비타민 E	11 mg	100%	41%	
비타민 K	70 µg	71%	0%	
칼슘	700 mg	31%	0%	
요오드	150 µg	100%	0%	
마그네슘	315 mg	30%	19%	
아연	8.5 mg	94%	284%	
셀레늄	55 µg	100%	40%	
구리	0.8 mg	63%	0%	
망간	3 mg	100%	0%	
크롬	30 µg	117%	33%	
몰리브덴	25 µg	200%	0%	
철	12 mg	83	0%	

약국 구매 TIP

고르기 어려워요, 전문가와 상담할래요. #상담 구매 TIP

비타민 제품은 제품 구성이 엄청나게 다양해서 직접 고르기 어려운가요?
건강 목적(피로 회복, 영양 보충), 개인별 상황(활동 정도, 위장장애 등)에
따른 맞춤형 제품을 약국에서 상담을 통해 찾아보세요.

 이렇게 상담해 보세요

1. 활동이 많고, 피로 회복 효과가 강한 제품을 찾는 사람

"자주 피곤해요, 비타민 B군 함량이 높은 복합제 추천해 주세요"

2. 위장이 약하고 비타민제를 먹으면 속이 안 좋은 사람

"고함량 비타민을 먹으면 속이 안 좋아요, 종합 비타민이나 비타민 B

성분 함량이 상대적으로 낮은 제품(실버, 여성용 등) 추천해주세요."

* 냄새와 위장장애 가능 성분 : 비타민 B군, 비타민 C, 아연 등)

3. 비싸도 좋은 것 먹고 싶다! 최신 활성형 성분이 많은 제품 요청

"비타민 B군 복합제 중 활성형 성분이 많이 들어있는 최신 제품 추천해주

세요."

* 활성형 성분 예시: B1(벤포티아민, 푸르설티아민, 비스벤티아민), B2(리보플라빈-5-

포스페이트), B6(피리독살-5-포스페이트), B12(메틸코발라민, 아데노실코발라민)

마그네슘 고르는 법

Q. 산화마그네슘은 별로라던데 안 좋은 걸까요?

선택의 문제에요. 산화마그네슘의 단점 때문에 별로라는 인식이 있는데요, 장점과 단점을 살펴볼까요?

▶ **단점**

1) 흡수율이 낮다(그렇지만 생체이용률은 낮지 않다는 연구 결과도 있다).

2) 설사를 일으킬 수 있다(변비 있는 분께는 일부러 추천하기도 함).

▶ **장점**

1) 함량이 높아서 1정만 먹어도 필요한 영양소를 충분히 섭취할 수 있다.

2) 가격이 저렴하다.

* 아래 보기에서 자신에게 해당하는 항목을 찾아 본인에게 맞는 마그네슘을 선택해 보세요.

▶ 알약을 1개만 먹고 싶어요, 많이 or 자주 먹는 것이 부담스러워요.

▶ 마그네슘 먹어도 설사하거나 불편하지 않아요.

▶ 평소에 변비가 있어요.

▶ 가성비 높은 마그네슘을 찾고 있어요.

⋯▸ 산화 마그네슘을 추천합니다(많이 판매되는 하루 1알 먹는 제품).

▶ 장이 예민하고, 마그네슘을 먹으면 설사해요

··→ 유기산/킬레이트화 마그네슘 또는 산화마그네슘 저용량을 추천해요.

▶ 흡수율 높고 부작용 적은 제품 주세요.

▶ 조금의 가격은 더 투자할 수 있어요.

▶ 알약 하루 2정 정도는 부담스럽지 않아요.

··→ 유기산/킬레이트화 마그네슘을 추천합니다.

* 이런 장단점이 있기 때문에 개인별로 추천해드리는 성분이 다릅니다.

비타민C를 엄청 많이 먹는 메가도즈 요법이 궁금해요.

비타민 C는 1,000mg으로 섭취하는 것이 보통이지만, 피로 회복, 면역력 강화, 항산화 효과 증대, 특정 질병의 치료 보조 등의 이유로 2,000mg 이상의 고용량을 섭취하는 것을 메가도즈 요법이라고 합니다.

비타민 C 메가도즈 요법은 노벨상을 2개나 수상한 20세기 가장 유명한 화학자 중 한 명인 라이너스 폴링(Linus Pauling) 박사에 의해 널리 알려졌습니다. 폴링 박사는 비타민 C에 대한 연구를 통해 비타민 C의 고용량 섭취가 건강에 도움이 되고, 감기와 암 예방에 효과가 있다고 주장하였고 실험실에 비타민 C 를 두고 자주 섭취했다고 해요.

나에게 맞는 메가도즈 용량 찾기 #메가도즈 얼마나 먹나요?

- 비타민 C 메가도스의 적정 용량은 개인마다 다르다고 해요.
- 메가도즈 적정 용량 설정 방법은 아래와 같습니다.
  1) 2,000mg부터 시작하여 점진적으로 증량
  2) 설사가 발생하는 용량을 찾기
  3) 설사가 발생하는 용량의 70~80%를 개인의 적정 용량으로 설정
     예를 들어, 5,000mg(5g) 섭취 시 설사가 발생한다면, 적정 용량은 3,500 ~4,000mg(3.5~4g) 정도

약사 의견

- 위장이 약하신 분들은 속쓰림 방지를 위해 식사 직후나 식사 중 섭취를 추천하며, 속쓰림이 발생하지 않는 용량을 설정하세요.

- 피곤하거나 면역력이 떨어질 때 단기적으로 활용하시면 좋습니다.

선물 추천 2　운동 영양제 세트

기대 효과 #근성장 #근력 향상 #운동 후 회복

상담 case

운동을 꾸준히 하고 있는데, 근육이 생각보다 잘 안 생기는 것 같아요.

근 성장에 도움이 되는 영양제를 알려주세요.

김은영 약사'S ANSWER

가볍게 운동하고 있다면 단백질 보충제 + 마그네슘만 드셔도
되고, 고강도 운동, 근력 운동을 한다면 크레아틴을 추가해서 드
셔보세요.

이것만 기억하세요!

단백질 보충제(1스쿱) + 마그네슘(200~350mg) + 크레아틴(3~5g)

– **단백질 보충제**는 류신[3]의 비율이 30~40%가 되는 제품을 추천합니다.

  * 유제품 섭취 시 복통/설사/가스 등의 불편 증상이 있는 유당불내증이 있는 분은
    식물성 단백질(ISP)이나 분리유청단백질(WPI) 제품을 드셔보세요.

– **마그네슘**은 구연산마그네슘, 마그네슘글리시네이트 등 유기산 or 킬레이트
  마그네슘 형태의 마그네슘이 위장 부담이 더 적어서 추천해요.

  '마그네슘 고르는 법' 참고 → p.30

– **크레아틴**는 크레아틴 모노하이드레이트[4] 성분을 포함한 첨가물 없는 제품
  을 추천해요

이렇게 드셔보세요!

	운동 직후	단백질보충제(1스쿱) + 크레아틴(3~5g)
	취침 전	마그네슘(200~350mg)

* 2번 챙겨 먹기 귀찮다면, 운동 직후 한번에 드세요.
* 먹고 잠이 잘 안 오시는 분은 크레아틴을 낮에 섭취하세요.
* 크레아틴 섭취 추천시간을 굳이 정해보자면 운동 직후를 추천하지만, 시간과 크게 상관없이 편하게 섭취하셔도 됩니다.

  (운동 직후 섭취가 유리하다는 연구 결과가 있지만 연구 정확도는 낮고, 최신 연구에서도 아직은 정확한 추천시간을 정할 수 없어 본인에게 편한 시간에 섭취하는 것을 추천함)

약국 구매 멘트 #이렇게 말해 보세요

"류신의 비율이 높은 단백질 보충제와, 첨가물이 없는 순수 크레아틴 모노하이드레이트 제품, 그리고 하루 한번 먹으면 되는 마그네슘 200~400mg 제품을 찾고 있어요."

* 단백질, 크레아틴 제품은 약국에 없거나, 종류가 많지 않은 경우가 많아서 온라인이나, 전문 매장 구매를 추천합니다.

드신 분들의 피드백

"운동 후에 덜 뻐근하고 근육 경련이 거의 없어졌어요."

---

3) 꼭 섭취해야 하는 필수 아미노산(단백질을 만드는 조각) 중 하나로, 최신 연구에 따르면 근육 단백질 증가에 중요한 역할을 한다고 보고되고 있습니다.
4) 크레아틴의 여러 형태 중 하나로 가장 연구가 많이 되어있는 형태입니다. 흡수율도 높고 가격도 합리적이어서 추천해요. 많은 보충제가 크레아틴 모노하이드레이트 형태로 되어있어요.

"운동할 때 더 오래 버틸 수 있고, 들 수 있는 무게가 늘었어요."

"근력도 강해지고, 근육이 좀 더 빨리 붙는 것 같아요."

약사 한마디

크레아틴의 섭취 시 주의사항

– 탈수를 동반할 수 있으므로 충분한 물과 함께 드세요.

– 카페인은 크레이틴은 기능을 감소시켜 함께 드시지 않는 것을 추천해요.

논문으로 살펴보는 근손실 예방

생각보다 무서운 근손실의 위험성

근육량 감소는 나이가 들면서 자연스럽게 발생하는 현상입니다. 하지만 2017년 세계보건기구(WHO)에 의해 근감소증이 질병으로 등록 된 것을 아시나요? 근감소증은 당뇨병, 치매 등 다양한 건강문제뿐만 아니라 사망률 증가로 이어질 수 있습니다. 따라서 근감소증을 예방하고 관리하는 것은 매우 중요합니다.

운동을 하지 않아도 근손실 예방을 위해 단백질은 꼭 챙겨드세요

운동과 함께 단백질을 섭취하면 근육 합성이 촉진되어 근육을 키울 수 있어요. 운동 없이 단백질만 섭취할 경우 근육을 키우기는 어렵지만, 근손실 예방에는 도움이 되므로 운동을 못 할 때라도 단백질은 꼭 챙겨 드세요.

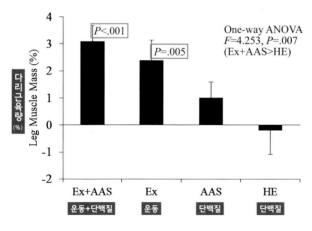

출처: *Journal of the Amercan Geriatrics Society*. 2021 Jan;60(1):16-23

단백질 얼마나 먹어야 할까요?

WHO 권장 섭취량은 체중 1kg당 0.8g으로, 60kg의 성인이라면 48g의 단백질 섭취를 추천해요.

운동하는 사람은 더 먹어도 좋아요.

그러나 개인의 연령, 성별, 활동 수준, 건강 상태에 따라 단백질 필요량은 달라질 수 있어요. 특히 운동선수나 고강도 신체활동을 하는 사람들은 더 많은 단백질이 필요할 수 있습니다. 이러한 경우, 체중 1kg당 1.2~2.0g의 단백질 섭취가 권장되며, 이는 근육 회복과 성장을 돕습니다.

기억하기 어렵다면 내 몸무게만큼!

성인이고 약간의 신체 활동을 겸한다면, 내 몸무게만큼의 단백질량을 챙겨보세요.

60kg = 60g의 단백질 섭취

60g는 대략적으로 '큰 계란 10개', '닭가슴살 1팩(100g) 2.1개'에 해당

나이가 들수록 단백질 추가 섭취 필요. 만성질환이 있다면 더 많이 섭취

- **노인 권장 섭취량** : 노인의 경우 근감소증 예방을 위해 체중 1kg당 1.0 ~1.2g의 단백질 섭취가 권장됩니다. (체중 60kg 기준 69g)
- **만성질환 있는 노인 권장 섭취량** : 대사질환이 있는 노인은 근감소증 예방과 질환 관리를 위해 체중 1kg당 1.2~1.5g의 단백질 섭취가 권장됩니다. (체중 60kg 기준 81g)

선물 추천 3 임신 준비 추천 세트

기대 효과 #태아 신경관 결손 예방 #정자 건강 개선 #남성 자신감

상담 case

임신을 준비하고 있어요. 꼭 챙겨야 하는 영양제가 있다는데 알려주세요.

그리고 남편도 함께 영양제를 챙길 필요가 있을까요?

김은영 약사'S ANSWER

엽산은 태아 기형을 최대 70% 감소시켜요. 부족하면 불임이
나 조산의 원인이 될 수 있어, 임신 3개월 전부터 남편과 함
께 챙기면 더 좋아요.

이것만 기억하세요.

예비 엄마 : 엽산(400mcg) + 비타민 D(600~2,000 IU)

예비 아빠 : 종합비타민(엽산, 아연 함유 제품)

– 엽산의 생체이용률은 활성형(5-MTHF) 〉 합성 〉 천연 순으로 높아요.

  활성형 엽산의 프리미엄 원료를 찾는다면 [Quatrefolic] 마크[5] 를 확인.

– 비타민 D는 흡수율이 좋은 D3[6] 형태의 성분을 추천해요.

– 마그네슘은 구연산마그네슘, 마그네슘글리시네이트 등 유기산 or 킬레이트

  마그네슘 형태의 마그네슘이 위장 부담이 더 적어서 추천해요.

  '마그네슘 고르는 법' 참고 → p.30

---

5) 이탈리아 Gnosis사의 특허 기술로 개발된 활성형 엽산 원료로 미국 FDA GRAS 등재되는 등
   안정성을 인정받은 원료입니다.
6) 비타민 D는 D2(식물 유래)와 D3(동물 유래) 형태로 존재하며, D3가 체내 흡수율과 생체 이용률이
   더 높아 영양제로 더 많이 추천됩니다.

이렇게 드셔보세요!

		예비엄마	엽산(400mcg) + 비타민D(600 ～ 2,000IU)
☀	점심 식후	예비아빠	종합비타민(엽산, 아연함유 제품)

*아침을 충분히 챙겨 먹는다면, 아침 식후 섭취도 괜찮아요.

약국 구매 멘트 #이렇게 말해 보세요.

[예비 엄마]

"임신 준비를 하려고해요, 엽산 400mcg(마이크로그램)이상 들어있는 제품과 비타민 D, D3(디쓰리) 형태로 2,000 IU(아이유) 제품 추천해주세요."

[예비 아빠]

"엽산과 아연이 들어간 종합비타민제나 비타민B군 복합제 추천해주세요"

* 현재 먹고 있는 다른 영양제, 개인 특성(질병, 약, 생활습관 등)을 얘기하고 제품 상담을 요청하면 나에게 더 꼭 맞는 맞춤형 제품을 추천 받을 수 있습니다.

논문에 나타난 엽산의 효과와 임신

● 엽산은 임신 전 또는 임신 초기에 복용하면 태아 기형(신경관 결손) 예방에 효과적입니다.

  – *Cochrane Database Syst Rev.* 2015 Dec 14;2015(12) :CD007950
    선천성 기형아 예방을 위한 경구용 엽산 보충제의 효과와 안전성.

  – *Front Public Health.* 2020 Dec 15;8:550753.
    엽산과 건강 결과 사이의 연관성: 메타 분석에 대한 포괄적인 검토

- 발기부전이 있는 남성은 혈장 엽산 수치가 낮은 경향이 있으며, 엽산 수치는 낮을수록 발기부전의 정도가 높아지는 경향을 보입니다.
  - *Sex Med.* 2021 Jun;9(3):100356.

    혈청 엽산과 발기부전: 체계적인 검토 및 메타 분석
  - *Andrologia.* 2021 May;53(4):e14003.

    혈청 엽산 수치와 발기 부전: A meta-analysis and systematic review

- 엽산이 정자의 운동성을 개선할 수 있는 잠재력이 입증되었습니다. 이는 엽산 영양제가 남성 불임의 치료 옵션이 될 수 있음을 나타냅니다.
  - *Heliyon.* 2023 Jul 13;9(7):e18224.

    엽산과 아연 보충제가 불임 남성의 정자 특성과 임신 결과에 미치는 영향: A systematic review and meta-analysis

임산부 추천 세트

기대 효과 #엄마와 아기의 건강 유지 #조산 예방 #변비 예방

상담 case

임신 중 챙겨야 할 영양제 종류가 너무 많아요. 간단하게 정리해주세요.

김은영 약사'S ANSWER

**임산부 전용 종합비타민 활용해서
간단하게 챙겨보세요!**

이것만 기억하세요!

임산부 종합비타민 + 추가 비타민 D(1,000 IU) + 프로바이오틱스

- **임산부 종합비타민**은 입덧이 있는 임신 초기(~12주) 임산부라면 입덧이 심해지게 할 수 있는 철분이 들어있지 않은 제품 추천합니다.

- **임신 중기/후기**(~28주/~40주)에는 철분 보충이 중요해지는 시기라서 철분을 30mg~60mg 포함한 제품을 선택해보세요.

- **비타민 D**는 흡수율이 좋은 D3 형태의 성분을 추천해요.

- **프로바이오틱스**[7]는 사람마다 잘 맞는 제품이 달라, 먹어보고 효과가 좋은 제품을 선택하는 것이 좋습니다. 잘 맞았던 제품이 있다면, 임신 기간에도 동일 제품을 드시는 것을 추천합니다. 첫 시도라면 10~100억 CFU의,

---

7) 임신 중 잘 생기는 변비 예방에 좋을 뿐만 아니라, 출산 과정(자연분만)에서 아기가 엄마로부터 다양한 미생물을 전달받게 되는데 엄마가 임신 중 프로바이오틱스를 섭취해 장 및 질 내 유익균 환경을 잘 유지하면, 아기가 더 건강한 미생물군집을 물려받을 가능성이 높아집니다.

Lactobacillus, Bifidobacterium 포함 다양한 균주를 가지고 있는 제품 중에서 도전해보세요.

이렇게 드셔보세요!

☀	기상 후 공복	프로바이오틱스
☀	점심 식후	임산부 종합비타민 + 추가 비타민 D(1,000 IU)

* 아침을 충분히 챙겨 먹는다면, 아침 식후 섭취도 괜찮아요.

약국 구매 멘트 #이렇게 말해 보세요

"비타민 D는 D3(디쓰리) 형태의 1,000 IU(아이유) 제품 하나 주세요. 프로바이오틱스도 챙겨 먹으려고 하는데, 효과 좋은 제품 추천해주세요"

● 입덧 있는 임신 초기

"임신 초기에 먹을 수 있는 임부 종합비타민 추천해주세요. 입덧이 있어서, 철분이 들어있지 않은 제품이면 좋겠어요."

● 임신 중기/후기 또는 입덧 없는 경우

"임신 중기/후기에 먹을 수 있는 철분이 포함된 임부 종합비타민 추천 부탁드려요."

 * 현재 먹고 있는 다른 영양제, 개인 특성(질병, 약, 생활습관 등)을 얘기하고 제품 상담을 요청하면, 나에게 꼭 맞는 맞춤형 제품을 추천 받을 수 있습니다.

드신 분들의 피드백

"임산부 전용 비타민이라 걱정 없이 먹을 수 있어서 마음이 편안해요."

"임신 중 변비가 심해서 힘들었는데, 프로바이오틱스가 도움이 되었어요".

"비타민 D가 부족하면 임신성 질병이나 조산 확률이 증가하는데, 대부분 결핍
이라 해서 종합영양제에도 들어 있지만 추가로 더 챙겨 먹었어요."

"칼슘은 출산 후에 특히 챙겨 먹어야한다고 해서, 열심히 챙겨먹었어요."

개인 맞춤 영양제 설계 TIP

입덧이 줄어들었고, 두뇌 발달에 도움이 되는 영양제를 추가를 원하는 경우
오메가-3(DHA =200~500mg) 제품도 추천 드립니다.

임신 시기별 필요한 영양소

 * 오메가-3와 유산균을 제외하고는 필요 영양소가 대부분의 임산부 종합비타민에 포함되어 있어서, 편히 먹을 수 있습니다.

★ = 필수 추천 영양소

	주수	★엽산	★D	★철분	칼슘	오메가-3	유산균
준비	~3개월 부터	■	■				▨
초기	~4	■	■				▨
초기	~8	■	■				▨
초기	~12	■	■			▨	▨
중기	~14	▨	■	■	░	▨	▨
중기	~20		■	■	▨	▨	▨
중기	~24		■	■	▨	▨	▨
중기	~28		■	■	▨	▨	▨
후기	~32		■	■	▨	▨	▨
후기	~34		■	■	▨	▨	▨
후기	~40		■	■	▨	░	▨
산후	~3개월 까지		■	■	■	░	▨

*칸에 색칠된 색이 진할수록 추천도 up

임신 중인데 먹고 있는 영양제에 비타민 A가 들었어요, 어떻게 하죠?

임신 중 비타민 A 섭취에 대한 우려는 과도한 섭취 시 태아 기형 등의 부작용 가능성 때문입니다. 그러나 **적정량의 비타민 A는 태아의 성장과 발달에 꼭 필요**하니 식단이나 영양제를 통해 챙겨보세요.

비타민 A, 얼마나 먹어야 안전할까

임산부에게 필요한 비타민 A의 권장량과 상한 섭취량은 다음과 같습니다.

임산부의 비타민 A 권장 섭취량 :

1일 권장량 : 720㎍ RAE

상한 섭취량 : 3,000㎍ RAE (10,000 IU)

임신 중 더 안전한 비타민 A, 베타카로틴

레티놀[8] 형태의 비타민 A : 하루 3,000㎍ RAE(10,000 IU) 이상을 지속적으로 섭취하면 부작용이 생길 수 있으니 주의가 필요합니다.

베타카로틴[9] 형태의 비타민 A : 체내에서 필요한 만큼만 비타민 A로 전환되므로 임신 중 섭취하기에 안전한 형태로 걱정 없이 드실 수 있는 비타민 A로 추천 드립니다.

---

8) 동물성 식품에 존재하는 비타민 A의 형태로, 임신 중 과도한 섭취 시 부작용 위험이 있습니다.
9) 식물성 식품에 존재하는 비타민 A의 형태로, 체내에서 필요한 만큼만 비타민 A로 전환되고, 기형유발을 하지 않아 임신 중 안전한 섭취가 가능합니다.

비타민 A 영양제 선택 시 확인해야 할 점

1) 비타민 A의 종류 확인 :

- ○ 레티놀 형태: 용량의 안전 범위(비타민 A 총량 계산 참고)를 반드시 확인하세요.

- ○ 베타카로틴 형태: 안심하고 섭취하셔도 괜찮습니다. 그렇지만 과다 섭취할 필요는 없으니 마찬가지로 안전 범위 내의 용량을 추천합니다.

2) 비타민 A 총량 계산 :

- ○ 영양제뿐만 아니라 식사에서 섭취하는 비타민 A를 고려해 영양제를 통한 섭취는 하루 5,000 IU 이하로 유지하세요.

3) 음식 주의:

- ○ 간, 장어 등 비타민 A가 풍부한 음식을 과도하게 섭취하지 않도록 조심하세요.

요약

비타민 A는 태아의 건강에 꼭 필요한 영양소입니다. 현재 복용 중인 영양제 성분표를 확인하고, 적정량을 섭취한다면 걱정하지 않으셔도 되어요. 특히 국내에서 판매되는 대부분의 임산부 영양제는 비타민 A 함량이 안전한 수준으로 설계되어 있으니 안심하세요.

출산 전 오메가-3 중단해야하나요?

임신 중 오메가-3의 섭취는 태아의 뇌와 시력 발달에 꼭 필요합니다. 그러나 출산이 가까워지면 오메가-3 섭취를 중단해야 하는지는 전문가 사이에서도 의견이 다양합니다. 이와 관련하여 신뢰할 수 있는 기관의 권고와 최신 연구를 알려드릴께요.

오메가-3와 출산 전 출혈 위험

오메가-3, 특히 EPA는 혈액 응고를 억제하여 출산 시 출혈 위험을 높일 수 있다는 우려가 있습니다. 그러나 이러한 부작용은 일반적으로 고용량(하루 3g 이상의 EPA+DHA)을 섭취할 때 나타납니다. 일반적인 섭취량에서는 출혈 위험이 크게 증가하지 않는 것으로 알려져 있습니다.

신뢰할 수 있는 기관의 권고와 최신 연구

미국 국립보건원(NIH)은 임신 중 오메가-3 섭취가 조산 위험을 감소시키고 태아의 건강에 긍정적인 영향을 미친다고 보고하고 있습니다. 그러나 출산 직전의 섭취에 대해서는 명확한 지침을 제공하지 않고 있습니다.

최근 연구에 따르면, 임신 중 오메가-3 보충제가 조산 및 저체중아 출산 위험을 감소시킬 수 있다는 증거가 있습니다. 그러나 출산 직전의 오메가-3 섭취가 출혈 위험을 증가시키는지에 대한 명확한 증거는 부족합니다.

따라서, 오메가-3 섭취를 중단해야 하는지에 대한 결정은 개인의 건강 상태와 섭취량에 따라 달라질 수 있습니다.

요약

출산 전 오메가-3 섭취 중단 여부는 **현재 명확한 지침이 없는 상황**입니다. 출산 전 오메가-3의 섭취는 일반적으로 안전한 것으로 간주되어 권장용량의 섭취는 크게 문제 되지 않을 수 있습니다. 그렇지만 임신과 출산은 좀 더 주의를 기울여도 나쁠 것이 없으며, 혹시나 하는 임부의 마음의 평화를 위해서 출산이 임박한 시기에는 섭취를 조절하는 것도 추천 드립니다.

단, 임신기간 중 고용량의 오메가-3를 섭취하는 것을 추천하지 않습니다. 오메가-3는 태아의 건강에 중요한 역할을 하므로, 적당량의 섭취를 통해 최상의 건강 상태를 유지하시기 바랍니다.

부모님 만수무강 세트

기대 효과 #뼈 건강 #심혈관 건강 #영양 균형 #면역력 #염증 감소

상담 case

건강이 전과 같지 않은 부모님, 영양제를 잘 드시지 않는데 가장 필요한
영양제를 추천해주세요!

김은영 약사'S ANSWER

부모님 연령대의 영양 문제(칼슘 부족)를 고려해서 영양제 추
천해드릴게요.

이것만 기억하세요!

종합비타민(1~2정) + *칼마DK2 + 오메가-3(900mg 이상)

* 칼슘 300~600mg, 마그네슘 200~350mg, 비타민 D 1,000~5,000 IU, 비타민 K2
100~200mcg

- **종합비타민**은 약국에서 활성형 비타민 성분을 포함한 제품을 구매하도록 추
천합니다, 코큐텐 성분이 포함된 제품이라면 더욱 좋아요.

- **D**는 D3[10] 형태, K2는 MK-7[11] 형태, 마그네슘은 구연산마그네슘, 마그
네슘글리시네이트 등 유기산 or 킬레이트 마그네슘 형태의 마그네슘이 위장
부담이 더 적어서 추천해요.

- **오메가-3**는 rTG 형태[12]를 추천합니다. 먹었을 때 나쁜 냄새 안 나는 제품
을 찾아보십시오.

이렇게 드셔보세요!

	점심 식후	종합비타민(1~2정) + 칼마DK2 + 오메가-3

* 아침을 충분히 챙겨 먹는다면, 아침 식후 섭취도 추천해요.

약국 구매 멘트 #이렇게 말해 보세요.

"활성형 비타민성분이 포함된 종합비타민과, 칼슘/마그네슘/비타민 D/비타민 K2(케이투) 복합제 있나요? 4가지 성분 복합제가 없다면 각 성분 먹을 수 있는 제품을 추천해주세요. rTG(알티지) 오메가-3(쓰리)제품도 900mg 넘는 제품으로 하나 주세요."

* 나의 불편 증상, 개인 특성(질병, 약, 생활습관 등)을 얘기하고 제품 상담을 요청하면, 더 나에게 꼭 맞는 맞춤형 제품을 추천 받을 수 있습니다.

★ 오메가-3 중금속이 걱정 되나요? 국내 제품은 걱정 NO!

중금속 우려로 식물성이나 오메가-3나, 멸치 등 작은 생선 유래 오메가-3를 골라야하지 않을까 걱정되시나요? 국내에서 건강기능식품 또는 의약품으로 나오는 제품은 중금속 검사를 거치기 때문에 걱정하지 않으셔도 됩니다.
만약 해외 제품을 구매한다면 IFOS 인증 제품, GOED 회원사 원료 등을 확인해보세요.

10) 비타민 D는 D2(식물 유래)와 D3(동물 유래) 형태로 존재하며, D3가 체내 흡수율과 생체 이용률이 더 높아 영양제로 더 많이 추천됩니다.
11) K2의 형태중 하나로, K2 영양제는 주로 MK-4와 MK-7 형태로 제공되며, MK-7은 흡수가 더 잘 되고, 체내에서 더 오래 유지되어 뼈와 심혈관 건강에 더욱 효과적입니다.
12) 오메가-3를 중성지방 형태로 재구성한 것으로 흡수율과 순도가 높은 고품질 오메가-3 형태 찾아보세요.

'IFOS 인증', 'GOED 회원사' 확인하기

* 추천 제품이 아닌 예시를 위한 제품 이미지입니다.

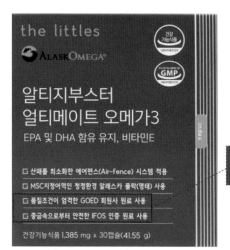

☐ 품질조건이 엄격한 GOED 회원사 원료 사용

☐ 중금속으로부터 안전한 IFOS 인증 원료 사용

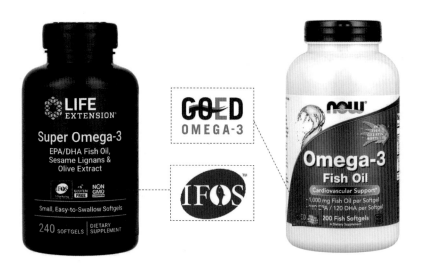

기대 효과 #기억력 #집중력 #스트레스 완화

상담 case

공부할 때 집중이 잘 안되고 너무 쉽게 산만해져요.

집중력과 기억력에 도움이 되는 영양제도 있을까요?

김은영 약사'S ANSWER

기억력과 집중력 개선에 도움이 되는 뇌건강 영양제 추천해 드릴께요!

이것만 기억하세요!

오메가-3(900mg~) +
은행잎 추출물(120~240mg, 플라보놀 배당체로서 28~36mg)

- **오메가-3**는 rTG 형태[13]를 추천합니다. 먹었을 때 나쁜 냄새 안 나는 제품을 찾아보세요. 뇌건강 목적으로 섭취 시에는 DHA 성분의 함량이 높은 제품[14] (DHA 200~500mg 이상)을 추천해요.

- 기억력 개선에 좋은 **은행잎 추출물** 의약품은 독일 슈바베 사의 EGb 761 원료를 포함한 제품, 건강기능식품은 indena사의 원료를 추천해요.

  * 용량은 은행잎 추출물 기준 120mg로 시작해서, 필요에 따라 늘리는 것을 추천해요.

---

13) 오메가-3를 중성지방 형태로 재구성한 것으로 흡수율과 순도가 높은 고품질 오메가-3 형태
14) 오메가-3는 DHA+EPA인데, 국내 제품은 DHA+EPA의 합만 표시되고 각각의 함량이 따로 표시되지는 않아요. 그래도 배합비를 회사에서 안내하는 경우도 있으니 구입하실 때 판매자에 문의하시거나, 검색할 때 'DHA'로 검색해서 상세페이지 설명을 읽어보세요.

제품에서 'EGb 741'마크 확인하기

* 추천 제품이 아닌 예시를 위한 제품 이미지입니다.

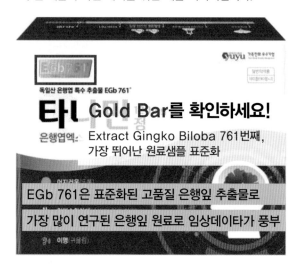

제품에서 'indena사'마크 확인하기

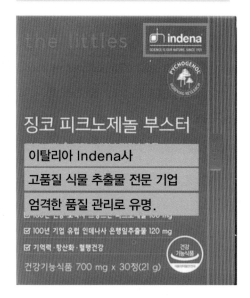

이렇게 드셔보세요!

	점심 식후	오메가-3(900mg~) + 은행잎 추출물(120~240mg)

*아침을 충분히 챙겨 먹는다면, 아침 식후 섭취도 괜찮아요.

약국 구매 멘트 #이렇게 말해 보세요

"rTG(알티지) 오메가-3(쓰리) 900mg이랑, 은행잎 추출물 120mg 제품

주세요."

* 의약품 은행잎 추출물은 40~240mg 제품이 있고, 건강기능식품은 플라보놀배당체로서
  28~36mg이 은행잎 추출물로 약 120~150mg에 해당합니다.

* 나의 불편 증상, 개인 특성(질병, 약, 생활습관 등)을 얘기하고 제품 상담을 요청하면, 더
  나에게 꼭 맞는 맞춤형 제품을 추천 받을 수 있어요!

드신 분들의 피드백

"기억해야 할 것이 많을 때 덜 잊어버리는 것 같아요"

"한 달 정도 섭취하고 나니, 집중력이 확실히 좋아졌어요"

"손 발 저림과 수족 냉증이 좋아졌어요"

개인 맞춤 영양제 설계 TIP

도움이 되는 영양제를 추가하고 싶어요.

▶ 기억력, 집중력 향상, 스트레스 감소 ···▶ 포스파티딜세린 100~300mg

▶ 스트레스 감소, 집중력 향상, 안정감 증대 ···▶ L-테아닌 100~200mg

선물 추천 7 면역 선물 세트

기대 효과 #면역력 강화 #항산화 #활력 증진

상담 case
감기, 독감, 코로나 등 주변에 감염 유행이 많아서, 면역력이 더 걱정 되요.
면역에 도움이 되는 영양제가 있을까요?

김은영 약사'S ANSWER
면역력을 강화하는 추천 조합 알려드릴게요!

이것만 기억하세요!

비타민 C(1,000mg) + 비타민 D(2,000~5,000 IU) + 종합비타민(아연 함유 제품)

- **비타민 C**는 프리미엄 원료를 원하신다면 DSM사의 원료 브랜드 마크인 'Quali-C'[15] 마크 를 제품 포장 또는 상세페이지에서 확인하세요.

- **비타민 D**는 흡수율이 좋은 D3[16] 형태의 성분을 추천,

- **종합비타민**은 약국에서 **활성형 비타민**[17] 성분을 포함한 제품의 구매를 추천

'종합비타민 / 비타민 B 복합제 고르는 법' 참고 → p.26

---

15) 국제 품질 인증을 획득하여 최고 수준의 품질과 안전성을 보장하는 DSM사의 원료 브랜드
16) 비타민 D는 D2(식물 유래)와 D3(동물 유래) 형태로 존재하며, D3가 체내 흡수율과 생체 이용률이 더 높아 영양제로 더 많이 추천됩니다.
17) 활성형 비타민은 몸속에서 변환 없이 바로 사용 가능한 비타민의 형태로, 일반적인 형태의 비타민에 비해 흡수 및 작용 속도가 빠릅니다.

이렇게 드셔보세요!

	점심 식후	비타민 C(1,000mg) + 비타민 D(2,000~5,000 IU) + 종합비타민(아연 10~30mg 함유 제품)

* 아침을 충분히 챙겨 먹는다면, 아침 식후 섭취도 괜찮아요.

약국 구매 멘트 #이렇게 말해 보세요.

"비타민 C 1,000mg과 비타민 D, D3(디쓰리)형태의 2,000 IU(아이유) 제품, 그리고 활성형 비타민 성분이 포함된 종합비타민 제품 주세요."

* 나의 불편 증상, 개인 특성(질병, 약, 생활습관 등)을 얘기하고 제품 상담을 요청하면, 더 나에게 꼭 맞는 맞춤형 제품을 추천 받을 수 있어요!

드신 분들의 피드백

"매년 겨울마다 걸리던 감기가 훨씬 덜 걸리거나 아예 걸리지 않아요."

"감기에 걸려도 하루 이틀이면 나아지고, 증상이 약하게 지나가요."

"면역력이 약해서 자주 아팠는데, 꾸준히 섭취하면서 몸이 훨씬 건강해진 것 같아요."

"아픈 횟수가 줄었어요."

개인 맞춤 영양제 설계 TIP

면역세포의 70%가 장에 있다는 사실은 아시나요?

▶ 장 건강과 전반적인 면역을 강화시킬 추가 영양제 추천 ⋯▸ **프로바이오틱스**

연령별 선물 세트

\# 나와 소중한 사람을 위한 맞춤 선물

★ 10대 추천 : 종합 비타민 # 균형 잡힌 영양 섭취

기대 효과 : 신체 발달에 고른 영양소 제공, 에너지 개선 및 면역력 증진

10대는 신체 성장과 뇌 발달이 급격히 이루어지는 시기이기 때문에 다양한 미량 영양소를 골고루 섭취하는 것이 중요합니다. 종합 비타민은 청소년에 결핍되기 쉬운 **철분, 아연, 비타민 D, 비타민 A** 등을 포함해 균형 잡힌 영양 공급을 돕습니다.

활동적인 운동과 충분한 수면을 실천하며, 균형 잡힌 영양 섭취로 성장과 학습 능력을 함께 높여보세요!

★ 20~30대 추천 : 비타민 B, C # 활발한 활동 및 잦은 음주

기대 효과 : 에너지 개선 및 피로 완화, 피부 건강 및 면역력 강화

비타민 B : 에너지 대사를 활성화하고 피로를 줄여주는 데 도움을 줍니다. 특히 스트레스가 많은 직장인이나 학생들에게 적합하며, 잦은 음주로 인해 부족해지기 쉬운 B1(티아민)을 보충할 수 있습니다.

비타민 C : 항산화 작용을 통해 피부 건강, 면역력 강화, 그리고 콜라겐 생성에 기여합니다. 피로회복에도 탁월합니다.

규칙적인 운동과 충분한 수면을 유지하면 비타민 B와 C의 활력을 더욱 효과적으로 활용하여 지친 몸을 회복하는데 도움이 됩니다.

★ 40~50대 추천 : 칼슘 + 마그네슘 + 코큐텐 # 항산화, 수면

기대 효과 : 수면의 질 개선, 뼈 건강 및 심혈관 개선 효과

칼슘 : 골밀도가 급격히 떨어지기 시작하는 40대 이후, 특히 여성의 경우 폐경으로 인한 골다공증 위험이 높아지므로 뼈 건강 유지를 위해 필수입니다.

마그네슘 : 근육 이완과 수면의 질 개선에 도움을 주며, 칼슘의 흡수와 균형을 맞춰줍니다. 또한 스트레스 완화에도 효과적입니다.

코엔자임 Q10(CoQ10) : 세포의 에너지 생산을 돕고 강력한 항산화 작용을 통해 노화 방지와 심혈관 건강을 지원합니다.

★ 50~80대 추천 : 소화효소 + 종합 비타민 + 칼마DK[18] # 영양밸런스

기대 효과 : 소화 및 영양 개선, 피로 및 뼈 건강 및 심혈관 개선 효과

소화효소 : 나이가 들수록 감소하는 소화 효소를 보충해 소화 장애(복부 팽만, 소화불량)를 개선하고 영양소 흡수율을 높입니다.

종합 비타민 : 비타민 D, B12, C, 아연 등이 포함된 제품으로 면역력 강화와 전반적인 영양 밸런스를 유지합니다.

칼마DK : 칼슘과 마그네슘이 뼈와 근육 건강을 지원하며, 비타민 D와 K2[19]는 칼슘 흡수를 최적화하고, 골다공증 예방에 도움을 줍니다.

---

18) 칼슘, 마그네슘, 비타민 D, 비타민 K
19) 비타민 K는 비타민 K1과 비타민 K2로 분류 할 수 있는데, 혈관 및 뼈 건강에 K2를 추천

증상별 선물 세트 추천

해결하고 싶은 증상을 골라보세요

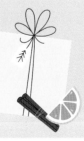

증상 추천 1 스트레스 세트

기대 효과 #스트레스 완화 #수면의 질 개선 #신경 안정

상담 case

요즘 학교/회사에서 스트레스를 많이 받아서 힘들어요.

신경이 예민해져 있기도 하고, 생각이 많아 쉽게 잠이 들지 않거나,

자고 일어나도 피곤해요.

김은영 약사'S ANSWER

스트레스가 많은 당신의 하루가 더 가벼워지기를 응원합니다.
릴렉스에 도움이 되는 영양제를 추천해드릴게요. 드시면서 심호
흡도 함께 해보세요.

이것만 기억하세요!

마그네슘(200~350mg) + L-테아닌(100~200mg)

– **마그네슘**은 구연산마그네슘, 마그네슘글리시네이트 등 유기산 or 킬레이트
마그네슘 형태의 마그네슘이 위장 부담이 더 적어서 추천해요.

'마그네슘 고르는 법' 참고 → p.30

– 스트레스 완화에 좋은 **L-테아닌**은 단독제품보다 비타민 B6, 아연, 마그네
슘 등과 함께 복합된 제품이 많아요. **드시는 영양제가 적은 분은 복합제도
추천!** 그렇지만 기존에 먹는 다른 영양제가 있다면 **중복 성분 및 용량 확인**하
시고 겹치지 않게 L-테아닌 단독제품 선택해보세요.

이렇게 드셔보세요!

☁	스트레스 받을 때	L-테아닌(100~200mg)
🌙	저녁 or 취침 전	마그네슘(200~350mg)

* 2번 챙겨 먹기 귀찮다면, 저녁 또는 스트레스 많이 받을 때 한번에!
* 잠이 잘 안 오시는 분들은 마그네슘 취침 전 섭취를 추천해요.

약국 구매 멘트 #이렇게 말해 보세요

"마그네슘을 300mg 전후 섭취하려고 하고, 스트레스에 도움이 되도록 L-테아닌 제품을 먹어보려고 합니다. 먹기 좋은 제품 추천해주세요"

* 나의 불편 증상, 개인 특성(질병, 약, 생활습관 등)을 얘기하고 제품 상담을 요청하면, 더 나에게 꼭 맞는 맞춤형 제품을 추천 받을 수 있어요!

드신 분들의 피드백

"신경이 예민했는데, 마음이 안정되고 더 차분해졌어요."

"더 빨리 잠들고, 밤에 깨는 횟수가 줄었어요."

"긴장된 몸이 풀리면서 두통도 줄어들고 몸도 덜 피곤해요."

개인 맞춤 영양제 설계 TIP

체력이 떨어지면 스트레스를 이겨내기 더 힘들어요.

– 종합비타민이나 고함량 비타민 B 복합제를 추가해보세요.

* 위장이 튼튼하고, 많이 피곤한 사람에게는 비타민 B군을, 위장이 약한 사람에게는 부담 없는 종합비타민을 추천합니다.

증상 추천 2 피로회복 세트

기대 효과 #피로 회복 #컨디션 개선 #가벼운 하루

상담 case

아침마다 일어나는 게 너무 힘들고, 매일 몸이 너무 무거워요.

아무리 쉬어도 피곤이 가시지 않는데, 도움이 될 만한 영양제가 있을까요?

김은영 약사'S ANSWER

**누적된 피로로 너무 힘드신 분에게 추천해드리는 영양제 조합
이 있어요.**

이것만 기억하세요!

비타민 B 복합제(1~2정) + 마그네슘(200~350mg)

– **비타민 B 복합제**는 약국에서 활성형 비타민 성분을 포함한 제품을 구매하
도록 추천

종합비타민 vs 비타민 B 복합제, 어떤 걸 먹어야 할까요?" 참고 → p.28

– **마그네슘**은 구연산마그네슘, 마그네슘글리시네이트 등 유기산 or 킬레이트
마그네슘 형태의 마그네슘이 위장 부담이 더 적어서 추천해요.

'마그네슘 고르는 법' 참고 → p.30

이렇게 드셔보세요!

☀	점심 식후	비타민 B 복합제(1~2정)
🌙	저녁 or 취침 전	마그네슘(200~350mg)

* 2번 챙겨 먹기 귀찮다면, 점심에 한번에!

* 아침을 충분히 챙겨 먹는다면, 아침 식후 섭취도 괜찮아요.

약국 구매 멘트 #이렇게 말해 보세요

"활성형 비타민 성분이 포함된 종합비타민과, 비타민 C 1,000mg, 하루 한번 먹으면 되는 마그네슘 200~400mg 제품을 찾고 있어요."

* 나의 불편 증상, 개인 특성(질병, 약, 생활습관 등)을 얘기하고 제품 상담을 요청하면, 더 나에게 꼭 맞는 맞춤형 제품을 추천 받을 수 있어요!

드신 분들의 피드백

"아침에 일어나는 게 좀 더 가벼워졌어요."

"매일 저녁이면 너무 피곤했는데, 이제는 전보다 덜 지쳐요."

"먹은 날이랑 안 먹은 날이 확실히 차이가 있어요."

"잠도 더 푹 자고, 컨디션도 좋아졌어요."

개인 맞춤 영양제 설계 TIP

▶ 비타민 B 등의 기본 영양소를 충분히 섭취해도 여전히 피곤한 경우

　　→ 홍삼을 포함한 아답토젠 성분의 추가를 추천해요

▶ 채식 등 고기 섭취가 부족하거나, 월경량이 많은 여성은

　　→ 철분 결핍으로 인해 피곤해질 수도 있어 철분 섭취도 추천해요

* 병원에서 혈액검사를 통한 철분 수치 확인도 가능해요!

증상 추천 3 | 기억력 세트

기대 효과 #기억력 향상 #뇌건강 #집중력

상담 case

요즘 단어가 바로 떠오르지 않고, 방금 들은 말도 기억이 안나요.

기억력에 도움 될 수 있는 영양제가 있을까요?

김은영 약사'S ANSWER

기억력 향상에 과학적으로 입증된 뇌건강 영양제 세트 추천
해드릴게요.

이것만 기억하세요!

오메가-3(900mg~) **+ 포스파티딜세린**(100~300mg)

+ 은행잎 추출물(120~240mg, 플라보놀 배당체로서 28~36mg)

- **오메가-3**는 rTG 형태를 추천합니다. 먹었을 때 나쁜 냄새 안 나는 제품 추천해요. 뇌건강 목적으로 섭취 시에는 DHA 성분의 함량이 높은 제품[20] 추천해요

- 두뇌 영양제 **포스파티딜세린**은 신뢰할 수 있는 특허 원료로 Sharp-PS와 Sharp-PS green[21] 원료가 있는데, 대두(콩)알레르기가 있는 사람은 해바라기 유래 원료인 Sharp-PS green 원료를 사용한 제품을 추천해요.

- 기억력 개선에 좋은 **은행잎 추출물** 의약품은 독일 슈바베 사의 EGb 761 원료를 포함한 제품, 건강기능식품은 indena사의 원료를 추천합니다.

---

20) DHA 200~500mg 이상

21) Sharp-PS는 안정성이 높고 연구가 많이된 특허 원료로 대두 유래 포스파티딜세린 원료인데, 대두 알레르기가 있는 사람을 위한 해바라기 유래 원료인 Sharp-PS green도 있어요.

Sharp-PS 원료 사용 제품 확인하기

* 추천 제품이 아닌 예시를 위한 제품 이미지입니다.

제품은 상세 원료 안내에서 내용 확인(해외 제품)

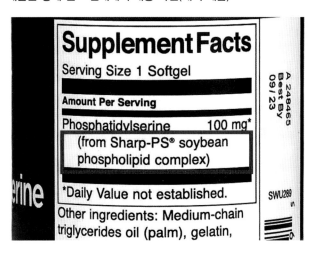

제품 패키지에서 마크확인(국내/해외 제품)

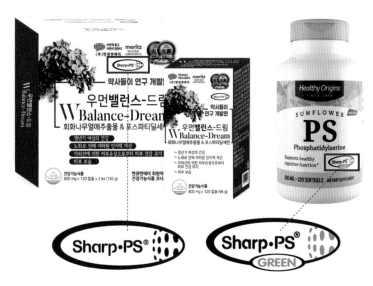

이렇게 드셔보세요!

☀	아침 식후	오메가-3(900mg~) + 은행잎 추출물(120~240mg, 플라보놀 배당체로서 28~36mg)
🌙	저녁 or 취침 전	포스파티딜세린(100~300mg)

* 2번 챙겨 먹기 귀찮다면, 아침에 한번에!

약국 구매 멘트 #이렇게 말해 보세요

"rTG(알티지) 오메가-3(쓰리) 900mg이랑, 은행잎 추출물 120mg 제품 그리고 포스파티딜세린 100~300mg 제품을 찾고 있어요."

* 의약품 은행잎 추출물은 40~240mg 제품이 있고, 건강기능식품은 플라보놀배당체로서 28~36mg이 은행잎 추출물로 약 120~150mg에 해당합니다.

* 용량은 은행잎 추출물 기준 120mg로 시작해서, 필요에 따라 늘리는 것을 추천합니다.

드신 분들의 피드백

"나이가 들면서 뇌 건강과 기억력이 걱정돼서 꾸준히 먹고 있어요."

"뇌 건강을 위해 먹고 있는데, 집중력이 조금 더 좋아진 느낌을 받습니다."

[치매 예방 수칙 333]

즐길 것 → 운동(걷기), 식사(생선, 채소 골고루), 독서

참을 것 → 술, 담배, 머리 부상

챙길 것 → 건강검진, 소통(가족, 친구), 치매 조기 발견

* 만 60세 이상 누구나 보건소에서 무료로 진행하는 치매선별검사 추천. 보건복지부의 '치매체크'어플도 있습니다.

꿀잠 세트

기대 효과 #수면의 질 개선 #잠드는 시간 단축 #항산화 효과

상담 case

잠드는 게 어렵고, 잠들어도 자주 깨어나요.

잠이 부족하다보니 항상 피로해요. 수면제를 처방받기는 부담스러운데,

도움이 될 만한 영양제가 있을까요?

김은영 약사'S ANSWER

잠이 드는 것을 도와주고, 수면의 질도 높여줄 수 있는 영양제를 추천해요. 잠이 잘 안 온다면, 카페인부터 줄여보세요~! (커피, 초콜릿, 콜라 등)

이것만 기억하세요!

마그네슘(200~350mg) + 식물성멜라토닌(2~5mg)

– **마그네슘**은 구연산마그네슘, 마그네슘글리시네이트 등 유기산 or 킬레이트 마그네슘 형태의 마그네슘이 위장 부담이 더 적어서 추천해요.

'마그네슘 고르는 법' 참고 → p.30

– **식물성 멜라토닌**은 처방이 필요한 합성 멜라토닌과 달리 의약품이 아닌 일반 식품이라서, 처방전 없이 구매가 가능해요. 증상에 따라 2~5mg 사이의 제품을 선택해보세요.

이렇게 드셔보세요!

☾	취침 전	마그네슘(200~350mg) + 식물성멜라토닌(2~5mg)

약국 구매 멘트 #이렇게 말해 보세요

"잠을 잘 못 자서 마그네슘 200~400mg 제품과, 식물성 멜라토닌 제품을 찾고 있어요."

* 나의 불편 증상, 개인 특성(질병, 약, 생활습관 등)을 얘기하고 제품 상담을 요청하면, 더 나에게 꼭 맞는 맞춤형 제품을 추천 받을 수 있어요!

드신 분들의 피드백

"수면제만큼 강력한 효과는 아니지만, 수면에 도움이 되는 것 같아요."

"자다가 다리가 불편해서 자주 깼는데, 먹고 나서는 안 깨고 푹 자요."

"잠드는 시간이 빨라지고, 밤중에 깨지 않고 푹 잘 수 있었어요."

개인 맞춤 영양제 설계 TIP

▷ 수면에 도움이 되는 건강기능식품에 뭐가 또 있을까요?

수면 또는 수면의 질에 도움이 된다는 기능성 인증을 받은 미강주정추출물이나 유단백가수분해물(락티움) 성분이 든 제품도 추천해요.

▷ 건강기능식품이나 영양제를 먹어도 잠이 잘 오지 않아요.

영양제로 효과가 충분하지 않을 때는 약국에서 판매하는 의약품인 수면유도제도 도움이 될 수 있고, 불면증이 심하시다면 병원 상담도 추천해요.

수면 건강 상식 보너스 : 스스로 수면을 돕는 방법

1. 일정한 수면 습관

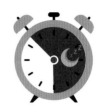

자고 일어나는 시간을 일정하고 규칙적으로 하면 수
면의 질이 향상되고, 잠드는 데 걸리는 시간의 단축
이 가능합니다.

혹시 밤에 늦게 잠든 경우에도 평소와 같은 시간에
일찍 일어나세요.

2. 낮에 운동하고 밤에 잘 자기

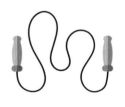

낮 동안의 신체 활동은 수면의 질을 개선시킵니
다. 특히 스트레스를 받을 때 더욱 효과적이에요.
(요가에서부터 유산소, 강도 높은 운동까지 모두 효
과 있어요)

* 사람에 따라 잠자기 전 과도한 운동은 수면을 방해 하는 경우도 있어, 낮에 운동하는
   것을 권장.

3. 낮잠 피하기

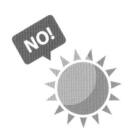

낮잠을 가급적 피하고 자더라도 15분 이내로 자
도록 하세요.

4. 카페인 피하기

카페인이 잠드는 것을 방해하지 않더라도 수면의 질을 떨어뜨릴 수 있어 취침 전 6시간 이내에는 카페인 섭취를 피해야 합니다(커피, 콜라, 녹차, 홍차 등).

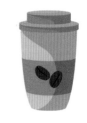

5. 금연

담배를 끊는 것이 좋은 수면에 도움 될 수 있어요. 특히 잠 잘 즈음과 자다가 깼을 때 담배를 피우는 것은 다시 잠자는 것을 방해할 수 있어요.

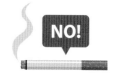

6. 술은 수면제가 아니에요

처음에는 술이 잠드는 데 도움이 될 수 있지만, 수면의 질을 떨어뜨리며 불면증과도 연관이 있어요. 또한 잠드는데 도움 되는 것도 점점 효과가 떨어져요

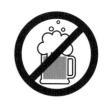

7. 잠자기 전 과도한 식사나 수분 섭취 제한

자기 전 과도한 식사나 수분 섭취는 수면에 방해될 수 있어요. 그렇지만, 공복 또한 수면을 방해가 되므로, 너무 배가 고프다면 간단한 스낵 정도는 수면에 도움이 될 수 있어요.

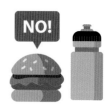

8. 매일 수면제 습관적 사용하기 X

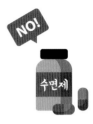

반드시 정신건강의학과 전문의와 상의하여 자신의 상
태에 맞는 적절한 처방을 확인하세요.

9. 침실은 어둡게

빛은 잠드는데 걸리는 시간뿐만 아니라 수면의 질에도
영향을 줍니다. 취침 2시간 전에는 밝은 조명과 청색광
을 피하는 것을 추천해요.
블루라이트 차단 필터 등 적극 활용 추천(스마트폰 기능
에서도 시간대별 블루라이트 차단 설정을 할 수 있습니다.)

10. 소음은 수면의 질을 크게 감소

Noise

잠에서 깨우지 않는 소음이라도 수면의 질을 방해합
니다. 갑작스러운 소리, 대화 등 뜻이 있는 소리라면
더욱 방해돼요. 귀마개 및 백색소음(볼륨 낮게) 등을
활용해 보세요.

11. 서늘한 방은 잠에 도움(너무 춥지 않고 쾌적한)

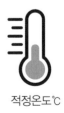

적정온도℃

높은 온도는 수면의 시작 지연 및 수면의 질도 떨어
뜨려요.
여름에 못 자는 분들이 에어컨을 켜면 바로 잠드는 이
유입니다.

12. 긴장 이완은 수면에 도움

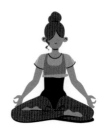

과도한 스트레스와 긴장을 피하고 이완하는 것을 배우면 수면에 도움이 되어요(요가, 명상, 가벼운 독서 등)

13. 20분 내에 잠이 안 오면 잠자리에서 나오기

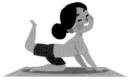

잠자리에서 일어나 가벼운 스트레칭, 호흡훈련 등을 통해 이완 후 졸려지면 다시 잠자리로 가는 것을 추천해요.

증상 추천 5 꿀 피부 세트

기대 효과 #피부노화 방지 #여드름 개선 #피부 염증 개선

상담 case

하얗고 깨끗하고 윤기 있는 피부를 가지고 싶어요.

여러 가지 피부 문제 해결을 위한 꿀 피부에 도움이 되는

영양제 추천해주세요!

 김은영 약사'S ANSWER

여러 가지 피부 문제 TYPE별 꿀 피부 영양제 추천해드릴게요!

이것만 기억하세요!

미백/탄력 세트

비타민 C(1,000mg) + 글루타치온[22] (200~350mg) + 콜라겐(1.5~3g)

트러블 개선 세트

종합비타민 + 오메가-3(900mg~2,000mg) + 프로바이오틱스

피부 염증 개선 세트

오메가-3(900mg~2,000mg) + 프로바이오틱스 + 비타민 D(2,000 IU)

---

22) 글루타치온은 인체에서 스스로 만들어내는 항산화 성분으로 간의 해독 작용, 미백 등에
활용되는 성분입니다. 글루타치온을 직접 먹는 것 보다 NAC(N-아세틸시스테인) 등을 통해
글루타치온 재료를 공급하는 것이 효율적이면서 가격 효과적인 방법으로 여겨지나, NAC가
해외에서는 영양제로 분류되어 있지만, 국내에서는 의약품(가래약)으로 분류 되어, 해외직구도
금지되어 있어 구하기가 어려워요.

- **비타민 C**는 프리미엄 원료를 원하신다면 DSM사의 원료 브랜드 마크인 'Quali-C'[23] 마크를 제품 포장 또는 세페이지에서 확인하세요.

- **글루타치온**은 리포조말[24]형태나 설하정[25] 형태의 경우 가격은 비싸지만 흡수율이 더 높아요. 용량도 꼭 확인하세요!

- **콜라겐**은 가수분해된 저분자 콜라겐을 추천해요.(500~2,000 dalton) 또 콜라겐 제품의 경우 제품마다 용량이 다양해서 용량도 꼭 확인하세요!

- **오메가-3**는 rTG 형태[26] 를 추천합니다. 먹었을 때 나쁜 냄새 안 나는 제품을 찾아보세요.

- **프로바이오틱스**는 사람마다 잘 맞는 제품이 달라, 먹어보고 효과가 좋은 제품 선택 필요. 첫 시도라면 10~100억 CFU의 Lactobacillus, Bifido-bacterium 포함 다양한 균주를 가지고 있는 제품 중 도전해보세요.

- 트러블 개선을 위한 **종합비타민**은 도움이 되는 성분이 아연, 비타민 B3(나이아신), B5(판토텐산)와 함께 비타민 A도 같이 들어있는 제품을 고르시면 좋아요. 다만 국내 제품에는 비타민 A가 없는 제품도 많이 있어서, 비타민 A는 생략하셔도 되고, 별도로 드시거나 해외제품 드시는 것도 방법이에요.

- **비타민 D**는 흡수율이 좋은 D3[27] 형태의 성분을 추천합니다.

---

23) 국제 품질 인증을 획득하여 최고 수준의 품질과 안전성을 보장하는 DSM사의 원료 브랜드
24) 리포조말 기술은 약물이나 영양소를 인지질로 감싸 체내 흡수율을 높이는 방법입니다. 이 기술은 약물 전달 효율과, 영양제 성분의 안정성과 효과를 높이는 데 사용됩니다.
25) 설하정은 혀 밑에서 약물이나 영양제를 녹여먹는 방식으로, 위장을 거치지 않고 구강 점막을 통해 빠르게 흡수되는 형태로 작용이 빠릅니다. 글루타치온은 특히 설하정을 통해 섭취하는 경우 흡수율이 올라간다는 연구 결과가 있습니다.
26) 오메가-3를 중성지방 형태로 재구성한 것으로 흡수율과 순도가 높은 고품질 오메가-3 형태 27 비타민 D는 D2(식물 유래)와 D3(동물 유래) 형태로 존재하며, D3가 체내 흡수율과 생체 이용률이 더 높아 영양제로 더 많이 추천됩니다.
27) 비타민 D는 D2(식물 유래)와 D3(동물 유래) 형태로 존재하며, D3가 체내 흡수율과 생체 이용률이 더 높아 영양제로 더 많이 추천됩니다.

이렇게 드셔보세요.

미백/탄력 세트

☀	점심 식후	비타민 C(500~1,000mg) + 글루타치온(200~350mg) + 콜라겐(500mg~1,500mg)
🌙	저녁 식후	비타민 C(500~1,000mg) + 콜라겐(500mg~1,500mg)

* 2번 챙겨 먹기 귀찮다면, 점심에 한번에!

* 아침을 충분히 챙겨 먹는다면, 아침 & 점심 식후 섭취도 괜찮아요.

트러블 개선 세트

☀	기상 후 공복	프로바이오틱스
☀	점심 식후	종합비타민 + 오메가-3(900mg~2,000mg)

*아침을 충분히 챙겨 먹는다면, 아침 식후 섭취도 괜찮아요.

피부 염증 개선 세트

☀	기상 후 공복	프로바이오틱스
☀	점심 식후	오메가-3(900mg~2,000mg) + 비타민 D(2,000 IU)

*아침을 충분히 챙겨 먹는다면, 아침 식후 섭취도 괜찮아요.

약국 구매 멘트 #이렇게 말해 보세요

미백/탄력 세트

"비타민 C 1,000mg과 글루타치온 200~300mg대 제품, 그리고 저분자 콜라겐 제품 하루에 1g 이상 챙겨 먹기 좋은 제품 있으면 추천해주세요."

트러블 개선 세트

"비타민 A와 아연도 함께 들어있는 종합비타민 제품이 있을까요? 하루 900mg 이상 먹을 수 있는 rTG(알티지) 오메가-3(쓰리)와 꾸준히 챙겨먹을 프로바이오틱스 제품도 찾고 있어요."

피부 염증 개선 세트

"하루 900mg 이상 먹을 수 있는 rTG(알티지) 오메가-3(쓰리)와 꾸준히 챙겨 먹을 프로바이오틱스 제품, 그리고 D3(디쓰리)형태의 비타민 D 2,000 IU(아이유) 제품 주세요."

* 나의 불편 증상, 개인 특성(질병, 약, 생활습관 등)을 얘기하고 제품 상담을 요청하면, 더 나에게 꼭 맞는 맞춤형 제품을 추천 받을 수 있어요!

증상 추천 6 다이어트 부작용 예방

기대 효과 #영양 결핍 방지 #부작용 피해가기 #피로 회복

상담 case

다이어트 부작용(피부 처짐, 탈모, 변비, 피로 등)이 걱정 되어요.
부작용 예방을 도와 줄 수 있는 영양제가 있을까요?

김은영 약사's ANSWER

다이어트를 하면서 영양 불균형에 의해 다양한 부작용이 나타날 수 있어요. 식단으로 충분한 단백질과 건강한 지방 섭취(아보카도, 견과류, 올리브 오일 등)와 함께 아래 영양제의 도움을 받아보세요.

이것만 기억하세요!

종합비타민(1~2정) + 비타민 C(500~1,000mg) + 프로바이오틱스

– **종합비타민**은 약국에서 활성형 비타민[28] 성분을 포함한 제품 구매를 추천

– **비타민 C**는 프리미엄 원료를 원하신다면 DSM사의 원료 브랜드 마크인 'Quali-C'마크[29] 를 제품 포장 또는 상세페이지에서 확인하세요.

– **프로바이오틱스**는 사람마다 잘 맞는 제품이 달라, 먹어보고 효과가 좋은 제품 선택 필요. 첫 시도라면 10~100억 CFU의, Lactobacillus, Bifidobacterium 포함 다양한 균주를 가지고 있는 제품 중 도전해보세요.

---

28) 활성형 비타민은 몸속에서 변환 없이 바로 사용 가능한 비타민의 형태로, 일반적인 형태의 비타민에 비해 흡수 및 작용 속도가 빠릅니다.
29) 국제 품질 인증을 획득하여 최고 수준의 품질과 안전성을 보장하는 DSM사의 원료 브랜드

이렇게 드셔보세요!

☀	기상 후 공복	프로바이오틱스
☀	점심 식후	종합비타민 + 비타민 C(500~1,000mg)

아침을 충분히 챙겨 먹는다면, 아침 식후 섭취도 괜찮아요.

충분한 단백질과 건강한 지방 섭취(아보카도, 견과류, 올리브 오일 등)를 꼭
챙겨보세요.

약국 구매 멘트 #이렇게 말해 보세요.

"균주가 다양하고 10억 CFU(씨에프유) 이상의 프로바이오틱스, 활성형 비
타민성분이 포함된 종합비타민과 비타민 C 1,000mg 제품을 찾고 있어요."

* 나의 불편 증상, 개인 특성(질병, 약, 생활습관 등)을 얘기하고 제품 상담을 요청하면, 더
  나에게 꼭 맞는 맞춤형 제품을 추천 받을 수 있어요!

드신 분들의 피드백

"피부가 덜 칙칙하고, 탄력 저하가 줄어든 것 같아요."

"다이어트 할 때 변비가 심해서 너무 힘들었는데, 도움이 많이 되어요."

"다이어트를 할 때는 기운이 없고 자주 아팠는데, 영양제를 챙겨먹고 나서부
터는 컨디션이 괜찮아졌어요."

수족냉증/붓기 세트

기대 효과 #혈액순환 #수족냉증, 손발저림 감소 #붓기 감소

상담 case

평소에 잘 붓는 편이고, 손발도 차요.

혈액순환이 잘 안 돼서 그렇다는데, 도움 되는 영양제가 있을까요?

김은영 약사'S ANSWER

혈액순환에 도움 되는 기초 영양제와 추가 영양제 추천해드릴 게요.

이것만 기억하세요!

오메가-3(500mg~) + 은행잎 추출물(120~240mg, 플라보놀 배당체로서 28~36mg)

– **오메가-3**는 rTG 형태[30] 를 추천합니다. 먹었을 때 나쁜 냄새 안 나는 제품을 찾아보세요. 혈액순환 목적으로는 500mg부터도 효과를 볼 수 있어요.

– 혈액순환에 좋은 **은행잎 추출물** 의약품은 독일 슈바베 사의 EGb 761 원료를 포함한 제품, 건강기능식품은 indena사의 원료를 추천해요

  * 용량은 은행잎 추출물 기준 120mg로 시작해서, 필요에 따라 늘리는 것을 추천합니다.

이렇게 드셔보세요!

	점심 식후	오메가-3(900mg~) + 은행잎 추출물(120~240mg)

*아침을 충분히 챙겨 먹는다면, 아침 식후 섭취도 괜찮아요.

30) 오메가-3를 중성지방 형태로 재구성한 것으로 흡수율과 순도가 높은 고품질 오메가-3 형태

약국 구매 멘트 #이렇게 말해 보세요

"rTG(알티지) 오메가-3(쓰리) 제품이랑, 은행잎 추출물 120mg 제품 주세요."

* 의약품 은행잎 추출물은 40~240mg 제품이 있고, 건강기능식품은 플라보놀배당체로서 28~36mg이 은행잎 추출물로 약 120~150mg에 해당해요.
* 나의 불편 증상, 개인 특성(질병, 약, 생활습관 등)을 얘기하고 제품 상담을 요청하면, 더 나에게 꼭 맞는 맞춤형 제품을 추천 받을 수 있어요!

드신 분들의 피드백

"꾸준히 복용하니 손발 저림 현상이 줄어들었습니다."

"손발이 따뜻해지고, 다리 붓기도 줄었어요."

"여름에도 수면 양말 신었었는데, 수족냉증이 줄어들었어요."

개인 맞춤 영양제 설계 TIP

더 강력한 효과를 원한다면 추가해보세요

▶ 혈관 튼튼 & 혈액순환의 대표 주자 ⋯▸ 포도씨 추출물(100mg)

▶ 가격은 비싸지만 효과 좋은 프리미엄 항산화&혈액순환 제품 ⋯▸ 피크노제놀 (100mg, 식후)

증상 추천 8 흡연자 필수 추천 세트

기대 효과 #영양소 결핍 해결 #흡연자 부작용 감소

상담 case

오랜 흡연 습관 때문에 피로가 쌓이는 것 같아요.

에너지를 되찾을 수 있는 영양제가 있나요?

 김은영 약사'S ANSWER

담배를 피우게 되면 활성산소가 증가하고, 영양소 결핍이 생기면서 여러 가지 건강 문제가 생길 수 있어, 비흡연자보다 영양을 더 잘 챙겨야 해요.

이것만 기억하세요.

비타민 B 복합제(1~2정) + 비타민 C(500~2,000mg)
+ 비타민 D(2,000~5,000 IU) + 오메가-3(500mg~)

- **비타민 B 복합제**는 약국에서 활성형 비타민 성분을 포함한 제품 구매를 추천합니다. 흡연자는 비타민 E와 셀레늄이 포함된 제품을 추천해요.

- **비타민 C**는 프리미엄 원료를 원하신다면 DSM사의 원료 브랜드 마크인 'Quali-C'마크를 제품 포장 또는 상세페이지에서 확인하세요.

- **비타민 D**는 흡수율이 좋은 D3 형태의 성분을 추천,

- **오메가-3**는 rTG 형태를 추천합니다. 먹었을 때 나쁜 냄새 안 나는 제품을 찾아보세요.

이렇게 드셔보세요.

☀	점심 식후	비타민 B 복합제(1~2정) + 비타민 C(500~1,000mg) + 오메가-3(500mg~) + 비타민 D(2,000~5,000 IU)
🌙	저녁 식후	비타민 C(500~1,000mg)

* 2번 챙겨 먹기 귀찮다면, 점심에 한번에!
* 아침을 충분히 챙겨 먹는다면, 아침 식후 섭취도 괜찮아요.

약국 구매 멘트 #이렇게 말해 보세요

"비타민 E와 셀레늄이 포함된 비타민 B 복합제와, 비타민 C 1,000mg, 비타민 D, D3(디쓰리)형태 2,000 IU(아이유), 생선 냄새 안 나는 오메가-3 제품 주세요."

* 나의 불편 증상, 개인 특성(질병, 약, 생활습관 등)을 얘기하고 제품 상담을 요청하면, 더 나에게 꼭 맞는 맞춤형 제품을 추천 받을 수 있어요!

드신 분들의 피드백

"피로가 줄어들고, 아침에 일어나는 게 수월해졌어요!"

"자주 아프곤 했는데, 전보다 몸 상태가 좋아졌어요."

"흡연으로 칙칙했던 피부가 좀 밝아진 것 같아요."

"큰 차이는 모르겠는데, 흡연으로 인해 부족한 영양소라고해서 꾸준히 먹어보려구요."

개인 맞춤 영양제 설계 TIP

비타민 B 복합제만 먹으면 속이 울렁거려서, 영양제를 먹을 수가 없어요.

– 식사 도중이나 직후에 드셔보시고, 그래도 계속 불편 증상이 있으면 비타민 B 복합제 대신 종합비타민으로 바꿔보세요.

증상 추천 9 키 성장 세트

기대 효과 #어린이 키성장에 도움 #고른 성장영양소 섭취

상담 case

아이가 키가 커야할 시기인데, 키가 크지 않을까 걱정되어요.

키 성장에 도움이 되는 영양제가 있을까요?

김은영 약사'S ANSWER

성장에 도움이 될 수 있는 영양제 추천해드릴께요!

이것만 기억하세요!

황기추출물 등 복합물(HT042) + 어린이 종합비타민 + 비타민 D

- 어린이 키성장 관련 과대광고가 정말 많아요. **황기추출물 등 복합물(HT042)** 이 유일하게 식약처에서 '어린이 키성장'기능성을 받은 성분이에요. 구입하실 때 건강기능식품 마크 및 성분을 꼭 확인해보세요.

- 어린이 **종합비타민**은 필수 비타민, 필수 미네랄을 골고루 포함하고, 함량이 충분한 제품을 골라보세요. 당류가 낮은 제품이 건강에 좋아요.

- 연구 결과 성장기에 혈액 중 비타민 D 수치가 높은 것이 최종 키와 관련을 나타냈습니다. **비타민 D**는 D3[31] 제품으로, 5세 미만은 200~600 IU, 6세 이상, 11세 미만은 400~1,000 IU, 12세 이상은 1,000~2,000 IU 제품 추천합니다.

31) 비타민 D는 D2(식물 유래)와 D3(동물 유래) 형태로 존재하며, D3가 체내 흡수율과 생체 이용률이 더 높아 영양제로 더 많이 추천됩니다.

이렇게 드셔보세요.

☀	점심 식후	어린이 종합비타민, 비타민 D
🌟	하루 1~2회	황기추출물 등 복합물(HT042)(1~2포)

* 아침을 충분히 챙겨 먹는다면, 아침 식후 섭취도 괜찮아요.

* 황기추출물 등 복합물(HT042) 섭취량은 제품별로 달라서 제품 안내를 참고하세요.

약국 구매 멘트 #이렇게 말해 보세요.

"어린이 종합비타민과, 어린이가 먹을 수 있는 소화효소와 비타민 D 제품을 찾고 있어요."

* 나의 불편 증상, 개인 특성(질병, 약, 생활습관 등)을 얘기하고 제품 상담을 요청하면, 더 나에게 꼭 맞는 맞춤형 제품을 추천 받을 수 있어요!

드신 분들의 피드백

"아이 밥 먹는 양이 늘었어요! 전보다 소화가 잘 되는 것 같아요."

"비타민 덕분인지 감기도 덜 걸리고, 더 튼튼해졌어요."

"아이의 키와 몸무게가 꾸준히 늘고 있어요."

개인 맞춤 영양제 설계 TIP

아이가 밥을 잘 안 먹어요, 도움이 되는 영양제가 있을까요?

– 키 성장 영양제도 도움이 될 수 있지만, 성장에는 식사 및 영양이 가장 중요해요. 아이가 밥을 잘 먹지 않는 다면 소화효소를 섭취해보도록 추천드려요. 약국에서 파는 밥 잘 안 먹는 어린이, 어린이 100일 보약도 소화효소 성분과 비타민 성분으로 되어있습니다.

증상 추천 10 눈 건강 세트

기대 효과 #눈 질환 예방 #눈 피로 개선 #건조한 눈 개선

상담 case

하루 종일 컴퓨터 보면서 일하는데, 저녁이 되면
눈이 너무 뻑뻑하고 피곤해요. 도움이 될 만한 영양제가 있을까요?

김은영 약사'S ANSWER

간편하게 챙겨 먹을 수 있으면서, 눈 건강에 도움이 되는 항산
화 작용이 뛰어나고, 눈에 직접적으로 도움이 되는 영양제 추천
해드릴게요!

이것만 기억하세요!

눈 영양제 복합제 + 비타민 C(500~1,000mg) + 오메가-3(600~1,000mg)

– 눈 영양제 복합제는 루테인(10mg)과 지아잔틴(2mg)[32] 이 들어간 제품을
골라보세요.
지아잔틴 대신 또는 함께 아스타잔틴(4mg)이 들어간 제품도 추천합니다.

  * 다음의 성분도 함께 있는 제품을 선택하거나 종합비타민을 통해 섭취해도 좋아요.
    비타민 E(200~400IU), 아연(10~25mg), 빌베리 추출물[33] (80~160mg)

– 비타민 C는 프리미엄 원료를 원하신다면 DSM사의 원료 브랜드 마크인
'Quali-C'마크를 제품 포장 또는 상세페이지에서 확인하세요.

– 오메가-3는 눈이 건조하신 분들에게는 더욱 추천하며, rTG 형태를 추천합
니다. 먹었을 때 안 좋은 냄새가 나지 않는 제품을 찾아보세요.

32) 지아잔틴과 아스타잔틴은 둘 다 눈 건강에 도움되는 카로티노이드 계열 항산화제입니다.
33) 빌베리에서 추출한 항산화 성분으로, 안토시아닌이 풍부하여 눈 건강에 도움을 줍니다.

이렇게 드셔보세요!

	점심 식후	눈 영양제 복합제 + 비타민 C(500~1,000mg) + 오메가-3(600~1,000mg)

아침을 충분히 챙겨 먹는다면, 아침 식후 섭취도 괜찮아요.

약국 구매 멘트 #이렇게 말해 보세요

"루테인과 지아잔틴이 들어간 눈 영양제 복합제와, 비타민 C 1,000mg, rTG(알티지) 오메가-3(쓰리) 1,000mg 주세요."

* 나의 불편 증상, 개인 특성(질병, 약, 생활습관 등)을 얘기하고 제품 상담을 요청하면, 더 나에게 꼭 맞는 맞춤형 제품을 추천 받을 수 있어요!

드신 분들의 피드백

"장기간 컴퓨터 작업이나 스마트폰 사용 후 눈이 뻑뻑하고 건조한 느낌이 줄었어요."

"먹고 나서 새 세상이 되었어요, 눈이 덜 뻑뻑하고, 시야가 더 맑아졌어요."

"나이가 들면서 눈 걱정이 많아서 황반변성이 예방된다고 해서 먹고 있는데, 마음에 안심이 되어요."

개인 맞춤 영양제 설계 TIP

어두운 곳에서나 밤에 잘 보이지 않는 다면, 야맹증 예방과 시각 기능 유지, 눈물막 생성에 도움 되는 *비타민 A(2,500~5,000 IU)를 추천.

* 흡연자는 베타카로틴[34] 형태의 비타민 A 과다 복용 시 폐암 위험이 증가할 수 있어 5,000 IU 이하의 레티놀[35] 형태의 비타민 A 섭취를 추천합니다.

임신 중이라면 '임신 중 비타민 A 섭취' 참고 → p.46

---

34) 식물성 식품에 존재하는 비타민 A의 형태, 흡연자의 폐암 증가와 관련된 연구가 있어요.
35) 동물성 식품에 존재하는 비타민 A의 형태

왜 '눈 영양제 = 루테인'이라고 알려졌을까?

(feat. 유명한 AREDS연구 영양제 조합 알려드립니다)

AREDS 연구는 눈 건강 영양제 관련 가장 유명한 대규모 연구로, 나이가 들면서 증가하는 대표적 눈 질환인 백내장과 황반변성 질환 관련 연구입니다.

[AREDS 연구 첫 번째 영양 조합]

비타민 C 500mg, 비타민 E 400IU, 베타카로틴 15mg, 아연 80mg, 구리 2mg
→ 황반변성 진행을 늦추는 효과 입증.

하지만, 베타카로틴이 흡연자의 폐암 발병률을 높인다는 연구 발표에 따라 베타카로틴을 루테인과 지아잔틴으로 대체하는 새로운 연구(AREDS 2)를 시작하였습니다.

[AREDS 연구 최종 영양 조합] 비타민 C 500mg, 비타민 E 400IU, 루테인 10mg, 지아잔틴 2mg, 아연 25mg, 구리 2mg, 오메가-3 1,000mg

→ AREDS 1의 효과는 유지하면서 부작용을 최소화.

이렇게 흡연자를 포함한 다양한 사람이 안전하게 사용할 수 있는 루테인이 들어간 AREDS 2 영양제 조합이 확정되면서 루테인이 유명해졌습니다.

눈 건강에 좋은 AREDS 2 영양제 조합을 추천드려요.

증상 추천 11 위 건강 세트

기대 효과 #소화 개선 #속쓰림 개선 #위장 불편감 완화

상담 case
조금만 먹어도 소화가 안 되고 잘 체하고, 속도 자주 쓰려서 힘들어요.

김은영 약사'S ANSWER

우선 소화력 증진 및 위장 불편을 가라앉히는데 도움이 되고, 위 점막을 보호해 줄 수 있는 영양제 세트 추천 드릴께요.

이것만 기억하세요!

소화효소 + 프로바이오틱스 + DGL(속쓰림에 추가)

- **소화효소**는 탄수화물, 단백질, 지방 소화 효소인 아밀라아제, 프로테아제, 리파아제를 기본으로 포함한 제품에 개인의 소화 문제에 따라 추가 효소가 있는 제품을 선택하면 좋습니다. (예 : 유당불내증이 있다면 락타아제)

- **프로바이오틱스**는 사람마다 잘 맞는 제품이 달라, 먹어보고 효과가 좋은 제품을 선택하는 것이 필요합니다. 첫 시도라면 10~100억 CFU의 Lac-tobacillus, Bifidobacterium 포함 다양한 균주를 가지고 있는 제품 중 도전해보세요.

- 위에 좋은 감초에서 부작용을 줄인 **DGL**[36] 성분은 씹어 먹는 츄어블 제품을 추천해요. 국내 제품의 경우 스페인감초추출물이라는 성분으로 판매합니다.

  * DGL 제품은 다른 제품에 비해 약국이나 오프라인 판매처가 적을 수도 있어요.

---

36) DGL(Deglycyrrhizinated Licorice)은 감초에서 여러 부작용이 있는 글리시리진산 성분을 제거한 성분으로, 소화기 염증, 소화 불량 등에 도움을 줄 수 있는 성분입니다.

이렇게 드셔보세요!

☀	기상 후 공복	프로바이오틱스
🍽	식사 전	DGL(380~760mg) + 소화효소

* DGL은 식사 20분 전에 씹어 먹는 것이 가장 효과가 좋아요

약국 구매 멘트 #이렇게 말해 보세요.

"꾸준히 챙겨 먹을 용도의 소화효소와 균주가 다양한 프로바이오틱스 제품, 그리고 스페인감초추출물 제품이 있다면 추천해주세요."

* 약국에서 파는 소화(효소)제에 판크레아틴이라고 적혀있는 경우가 있는데, 판크레아틴은 아밀라제, 프로테아제, 리파아제를 모두 포함한 복합효소입니다.

* 나의 불편 증상, 개인 특성(질병, 약, 생활습관 등)을 얘기하고 제품 상담을 요청하면, 더 나에게 꼭 맞는 맞춤형 제품을 추천 받을 수 있어요.

드신 분들의 피드백

"음식 먹고 더부룩한 느낌이 줄고, 소화가 한결 편해졌어요."

"소화도 더 편해지고, 배에 가스 차는 느낌이 줄었어요."

"속이 덜 쓰리고 위가 편해졌어요."

개인 맞춤 영양제 설계 TIP

▶ 위 건강 추천 세트 섭취 후에 다른 성분을 시도해보고 싶거나, 영양제를 추가해 효과를 높이고 싶다면 아래 성분을 참고해보세요.

⋯▸ 위 불편감 개선의 기능성을 받은 매스틱검 성분 영양제도 추천해요!

⋯▸ 글루타민(L-Glutamine)은 위점막 복구와 장벽 강화에 도움이 돼요.

▶ 평소에 야채, 과일, 콩류를 많이 먹거나, 배에 가스 차는 느낌이 난다면,

⋯▸ 소화효소제 중 셀룰로오스가 포함된 제품 선택을 추천합니다.

증상 추천 12 간 건강 세트

기대 효과 #간 건강 개선 #간 해독 도움 #음주 세트

상담 case

술을 자주 마시는데, 전보다 숙취가 심해진 것 같고, 유난히 피곤해요.

간은 80%가 망가질 때까지 모르는 침묵의 장기라고 해서 무서운데,

평소 간 건강에 도움 되는 영양제가 있을까요?

김은영 약사'S ANSWER

함께 하면 훨씬 좋은 간 해독 영양제 세트 추천해드릴게요!

이것만 기억하세요!

밀크씨슬(실리마린 130~320mg) + 비타민 B 복합제(1~2정)

- **밀크씨슬**은 '밀크씨슬'이 아닌 '실리마린' 함량으로 제품을 구별하세요. 포장에 써진 글씨에 속지 마세요. 국내 모든 건강기능식품은 130mg으로 함량 동일(의약품은 196mg 제품도 있어요) → 일반적으로 130~200mg이면 충분, 단기간 적극적 관리를 위해 높은 함량(~600mg)을 먹기도 합니다.

- **비타민 B 복합제**는 약국에서 활성형 비타민 성분을 포함한 제품 구매를 추천합니다. 특히 비타민 B군 복합제에 보통 많이 들어있는 B1은 음주 시 소모가 많아서 보충이 필요해요. 셀레늄이 포함된 제품이라면 BEST!

* 복합제가 아닌 B3(나이아신/니코틴산 등) 고용량(1,000mg 이상)을 따로 섭취 시 간 건강에 주의가 필요해요(국내 복합제에는 보통 10~100mg만 들어서 괜찮아요.).

이렇게 드셔보세요!

	점심 식후	밀크씨슬(실리마린 130~320mg) + 비타민 B 복합제 (1~2정)

*아침을 충분히 챙겨 먹는다면, 아침 식후 섭취도 괜찮아요.

약국 구매 멘트 #이렇게 말해 보세요

"실리마린 함량이 130mg 이상인 밀크씨슬 제품과 활성형 성분이 많고 셀레늄도 들어있는 고함량 비타민 B군 복합제 주세요."

* 나의 불편 증상, 개인 특성(질병, 약, 생활습관 등)을 얘기하고 제품 상담을 요청하면, 더 나에게 꼭 맞는 맞춤형 제품을 추천 받을 수 있어요!

영양제 먹으면 간에 안 좋은거 아닌가요?

밀크씨슬은 실제로 간수치를 낮추는 연구 결과가 있으며, 간 질환에 처방약으로도 사용되니, 평소 간 건강관리에 걱정 말고 사용하세요(비타민 B도 간의 해독 작용에 꼭 필요한 비타민이에요!).

그렇지만 질환이 심각하다면 전문적인 치료를 위해 꼭 병원 방문을 추천해요.

드신 분들의 피드백

"꾸준히 먹고 간수치가 개선 됐어요."

"술 자주 먹는데, 비타민만으로 해결되지 않는 피로가 많이 줄었어요."

"술을 마신 다음 날 숙취가 덜하고, 몸이 한결 가벼워진 느낌이에요."

개인 맞춤 영양제 설계 TIP

요즘 간 영양제 복합제도 많던데 복합제는 어떤 제품을 선택하는 것이 좋을까요?

밀크씨슬과 함께 커큐민(강황추출물)과 아티초크 성분이 함께 있는 제품도 시너지가 좋습니다(그 외 비타민 C, 셀레늄 등).

증상 추천 13 뼈/치아 건강 세트

기대 효과 #뼈 건강 #치아 건강 #심혈관 건강에 안전한 칼슘 보충

상담 case

치과 치료는 너무 비싸고, 나이들 수록 뼈 건강도 걱정되는데,
영양적으로 뼈와 치아에 도움될 수 있는 영양제가가 있을까요?

 김은영 약사'S ANSWER

**나이가 들수록 뼈도 치아도 약해진다는 데 걱정되시죠?
간단하고 안전하게 뼈에 꼭 필요한 칼슘과 미네랄 보충하는
방법 알려드릴게요.**

이것만 기억하세요.

*칼마DK2 복합제

* 칼슘 300~600mg, 마그네슘 200~350mg, 비타민 D 2,000~5,000
  IU, 비타민 K2 100~200mcg

– 뼈와 치아에 좋은 칼슘 단독제품 보다는 다른 미네랄과 함께 있는 복합제를
  추천해요. D는 D3[37] 형태, K2는 MK-7[38] 형태, 마그네슘은 구연산마그
  네슘, 마그네슘글리시네이트 등 유기산 or 킬레이트 마그네슘 형태의 마그
  네슘이 위장 부담이 더 적어서 추천해요.

  '마그네슘 고르는 법' 참고 → p.30

---

37) 비타민 D는 D2(식물 유래)와 D3(동물 유래) 형태로 존재하며, D3가 체내 흡수율과 생체
    이용률이 더 높아 영양제로 더 많이 추천됩니다.
38) K2의 형태중 하나로, K2 영양제는 주로 MK-4와 MK-7 형태로 제공되며, MK-7은 흡수가 더
    잘 되고, 체내에서 더 오래 유지되어 뼈와 심혈관 건강에 더욱 효과적입니다.

이렇게 드셔보세요!

	점심 식후	칼마DK2 복합제

*아침을 충분히 챙겨 먹는다면, 아침 식후 섭취도 추천해요.

약국 구매 멘트 #이렇게 말해 보세요

"칼슘, 마그네슘, 비타민 D와 K2가 들은 칼마디케이투 복합제 주세요. 복합제로 되어있으면 가장 좋고, 한 번에 모두 들어있는 게 없다면 별도 제품으로라도 용량 맞춰 추천 부탁드려요."

* 나의 불편 증상, 개인 특성(질병, 약, 생활습관 등)을 얘기하고 제품 상담을 요청하면, 더 나에게 꼭 맞는 맞춤형 제품을 추천 받을 수 있어요!

드신 분들의 피드백

"나이가 들면서 골밀도가 걱정이었는데, 이 영양제를 먹고 뼈가 더 튼튼해진 느낌이에요."

"치아가 시리던 증상이 줄어들고, 치아와 잇몸이 더 건강해진 느낌이에요."

"빈속에 먹으면 소화가 안 돼요. 흡수도 식후가 더 좋다고 해서 식사 후에 바로 먹으니 괜찮아졌어요."

개인 맞춤 영양제 설계 TIP

▷ **잇몸염이 심하다면?(잇몸염, 의약품 추천)**

칼마DK2를 섭취하여 근본적으로 치아 건강을 튼튼하게 하면서 염증 완화 목적으로 잇몸 건강 등을 위해서 먹는 약은 **인사돌/이가탄** 등이 있고, 치약이면서 의약품으로 약국에서만 판매하는 **약용 치약**들이 있으니 활용해보세요.

▷ **치아 건강을 위한 추가 제품 추천(충치 예방)**

구강 유산균은 충치의 원인이 되는 세균의 성장을 억제하고 충치 발생 위험을 줄여줍니다.

증상 추천 14 관절 건강 세트

기대 효과 #관절 염증 완화 #통증 완화

상담 case

무릎 관절이 자주 뻐근하고 아파서 걸을 때 불편해요.

관절 통증과 뻣뻣함을 완화해 줄 수 있는 영양제가 있을까요?

김은영 약사'S ANSWER

관절의 염증을 줄이고 편안하게 해줄 수 있는 추천 조합을 알려 드릴게요. 관절염이 심한 경우에는 병원과 약, 운동의 도움을 받는 것을 추천 드려요.

이것만 기억하세요!

보스웰리아(AKBA+KBA 71mg) + MSM(1,000~2,000mg)

- **보스웰리아**는 구입할 때 꼭 건강기능식품 마크를 확인하세요. 그리고 보스웰리아의 함량은 지표 성분인 AKBA+KBA[39]가 71mg인 제품을 선택하면 좋아요.
  가짜 보스웰리아가 적발된 사건도 있었는데, 다행히 국내 제품은 마크 확인 등을 통해 안전하게 고를 수 있어요!

- **MSM**은 OptiMSM[40] 원료를 사용한 고순도 MSM 제품을 추천합니다. 처음에는 1,000mg부터 시작하여 위장 부담을 줄이는 것을 추천해요.

---

39) 효과를 나타내는 주요 활성성분으로 품질 관리를 위한 지표성분으로 설정되어 있습니다. 제품의 성분란에서 함량 확인 가능합니다.
40) 검증된 품질을 보장하는 MSM 특허 원료 브랜드로, OptiMSM 원료 사용시, 제품 겉면에 이를 표기하는 경우가 많습니다.

이렇게 드셔보세요.

☀	점심 식후	MSM(1,000mg)
☽	저녁 식후	보스웰리아(AKBA+KBA 71mg)

* 위장 부담을 줄이기 위해 점심/저녁 식후로 나누어 먹는 것을 추천해요.

* 아침을 충분히 챙겨 먹는다면, 아침 식후 섭취도 괜찮아요.

약국 구매 멘트 #이렇게 말해 보세요

"OptiMSM(옵티 엠에스엠) 1,000mg 제품과 건강기능식품으로 된 보스웰리아 제품을 구입하려고 합니다."

* 나의 불편 증상, 개인 특성(질병, 약, 생활습관 등)을 얘기하고 제품 상담을 요청하면, 더 나에게 꼭 맞는 맞춤형 제품을 추천 받을 수 있어요!

드신 분들의 피드백

"아침에 일어날 때 무릎이 덜 뻐근해져서 움직이기 편해졌어요."

"꾸준히 먹으니 관절 통증이 많이 줄고, 일 생활이 더 편안해졌습니다."

"계단 오르내릴 때 관절에 부담이 덜 느껴집니다."

개인 맞춤 영양제 설계 TIP

▷ 알레르기가 있거나, 성분이 나에게는 맞지 않는 것 같아요.

개인마다 맞는 성분이 다를 수 있어요.

커큐민(바이오페린 포함 제품)이나 **피크노제놀** 또한 좋은 연구 결과를 가지고 있어서 대체 성분으로 추천 드립니다.

▷ 관절 영양제로 유명한 글루코사민과 콘드로이친을 먹고 있어요, 효능 논란이 있다는데 계속 먹어도 될까요?

개인적으로 효과가 있다면 그대로 드셔도 좋아요. 연구 결과 단기적인 효력이 강하지는 않았지만, 연골 재생에 도움이 될 수 있다는 장점도 있어요.

증상 추천 15 중성지방 관리 세트

기대 효과 #중성지방 개선 #심혈관 건강 증진

상담 case

건강검진에서 중성지방 수치가 높게 나왔어요.

약을 먹을 정도는 아니라는데 중성지방을 관리할 수 있는 영양제가 있을까요?

김은영 약사'S ANSWER

중성지방은 식사의 영향을 많이 받아요. 병원에도 많이 사용하고, 식약처에서 혈중 중성지질 개선 기능성을 받은 오메가-3의 섭취와 함께 식단을 꼭 조절해보세요!

이것만 기억하세요!

오메가-3(500mg~2,000mg)

- **오메가-3**는 rTG 형태[41]를 추천합니다. 먹었을 때 나쁜 냄새 안 나는 제품을 찾아보세요.

식단 추천

야채 매끼 1컵, 통곡물(현미밥, 잡곡밥), 저지방 유제품, 콩류, 생선 및 견과류, 과일 등

이렇게 드셔보세요!

	점심 식후	오메가-3(500mg~2,000mg)

41) 오메가-3를 중성지방 형태로 재구성한 것으로 흡수율과 순도가 높은 고품질 오메가-3 형태

약국 구매 멘트 #이렇게 말해 보세요

"냄새 안 나는 rTG(알티지) 오메가-3(쓰리) 제품 있을까요?"

* 나의 불편 증상, 개인 특성(질병, 약, 생활습관 등)을 얘기하고 제품 상담을 요청하면, 더 나에게 꼭 맞는 맞춤형 제품을 추천 받을 수 있어요!

드신 분들의 피드백

"식단 조절과 함께 오메가-3를 먹었더니 중성지방 수치가 좋아졌어요."

"부모님이 중성지방 수치가 높으셔서, 예방 차원에서 꾸준히 먹고 있어요."

"병원에서 중성지방 낮추는데 좋다고 처방해 주셔서 믿고 먹고 있어요.(의약품)"

개인 맞춤 영양제 설계 TIP

콜레스테롤 약을 오랫동안 먹고 있는데, 피로하고 근육이 뻐근해요.

– 성분명이 '~스타틴'으로 끝나는 약을 오랫동안 드시고 계시다면 **코엔자임 Q10**(100~200mg)이 결핍되기 쉬워서 추가로 섭취하시는 것을 추천 드려요. 특히, **피로, 근육통, 근육 약화** 같은 증상이 생겼다면 꼭 드셔보세요.

생활습관 추천

1) **술 줄이기!** 과도한 음주는 중성지방을 상승시키는 가장 흔한 원인이에요.

2) **운동**과 **체중조절**도 중성지방과 콜레스테롤을 낮추는 효과가 있어요.

3) **금연** 또한 강력하게 추천되어요.

기대 효과 #혈압 감소에 도움 #항산화

상담 case

전보다 혈압이 높아져서 걱정 되어요. 도움되는 영양제 추천해주세요.

김은영 약사'S ANSWER

혈압을 낮추고 혈관 건강을 돕는 영양제 조합을 추천해 드릴게요! 혈압약과 함께 먹어도 안전한 성분들로 구성했어요.

이것만 기억하세요!

코엔자임Q10(100mg) + **마그네슘**(200~350mg) + **오메가-3**(500mg~2,000mg)

- **코엔자임Q10**[42]은 국내 100mg 제품 중 선택 추천해요. 부원료로 흑후추 추출물이 들어있다면, 흡수율 개선에 도움이 될 수 있어요.

- **마그네슘**은 구연산마그네슘, 마그네슘글리시네이트 등 유기산 or 킬레이트 마그네슘 형태의 마그네슘이 위장 부담이 더 적어서 추천해요.

  '마그네슘 고르는 법' 참고 → p.30

- **오메가-3**는 rTG 형태[43]를 추천합니다. 먹었을 때 나쁜 냄새 안 나는 제품을 찾아보세요.

---

42) 코엔자임 Q10은 우리 몸에서 에너지를 만들고 세포를 보호하는 데 중요한 항산화 성분으로, 항산화 기능성과 높은 혈압 감소에 도움이 된다는 식약처 기능성을 가지고 있어요.
43) 오메가-3를 중성지방 형태로 재구성한 것으로 흡수율과 순도가 높은 고품질 오메가-3 형태

이렇게 드셔보세요!

☀️	아침 식후	코엔자임Q10(100mg) + 오메가-3(1,000mg)
🌙	저녁 or 취침 전	마그네슘(200~350mg)

* 아침을 먹지 않는다면 점심 식후에 챙겨드세요.

약국 구매 멘트 #이렇게 말해 보세요.

"코엔자임 Q10(코엔자임큐텐) 100mg, 마그네슘 단일제, 그리고 냄새가 나지 않는 rTG(알티지) 오메가-3(쓰리) 1,000mg 제품을 찾고 있어요."

* 나의 불편 증상, 개인 특성(질병, 약, 생활습관 등)을 얘기하고 제품 상담을 요청하면, 더 나에게 꼭 맞는 맞춤형 제품을 추천 받을 수 있어요!

드신 분들의 피드백

"혈압 관리에 도움이 되고, 몸도 더 가벼운 느낌이에요."

"심장병, 심혈관 질환 예방에도 도움이 된다고 해서 꾸준히 먹고 있어요."

개인 맞춤 영양제 설계 TIP

혈압약을 먹고 있어요, 챙겨먹어야 하는 영양제가 있을까요?

먹는 약의 종류에 따라서 부족해질 수 있는 영양소가 있어요. 일반적으로 **아연과 비타민 E가 포함되어 있는 비타민 B군 복합제**과, **비타민 C**를 챙겨 드시면 부족해질 수 있는 영양소를 많은 부분 커버할 수 있고, 건강에도 도움이 될 수 있어요.

코엔자임 Q10의 활성형 성분인 유비퀴놀을 먹을 필요는 없을까요?

직구로 주로 구매 가능한 활성형 형태인 유비퀴놀의 경우 제품 가격이 2배이 차이 나는 경우가 많은데, **대부분 일반 형태인 유비퀴논을 섭취해도 90%이 활성형으로 전환**되어서 고령이나, 간, 심장 등 질병이 있으신 분들을 제외하고는 가격 대비 굳이 추천하지는 않아요.

PLUS 혈압 조절 건강 상식 보너스

5년 연속 최고의 식단 1위, DASH 식단

DASH 식단(Dietary Approaches to Stop Hypertension)은 고혈압 예방과 관리를 위해 미국 국립보건원(NIH)에서 개발한 식단으로, 5년 연속 U.S. News & World Report에서 '최고의 식단'으로 선정되었으며, 지금도 순위권을 유지하며 그 우수성을 인정받고 있습니다.

연구에 따르면, DASH 식단은 **혈압을 낮추고 심혈관 질환의 위험을 감소시키는 데 효과적입니다.** 또한 **체중 감량**과 **전반적인 건강 개선**에도 도움이 됩니다.

1. 과일과 채소 섭취 증가

매일 다양한 과일과 채소를 섭취하여 칼륨, 마그네슘, 식이섬유를 충분히 공급합니다.

2. 통곡물 선택

흰쌀이나 흰 빵 대신 현미, 오트밀 등 통곡물을 선택하여 섬유질과 영양소 섭취를 높입니다.

3. 저지방 또는 무지방 유제품 섭취

칼슘과 단백질을 공급하되, 지방 섭취를 최소화하기 위해 저지방 또는 무지방 유제품을 선택합니다.

4. 건강한 단백질원 선택

붉은 고기 대신 생선, 가금류, 콩류, 견과류 등을 통해 단백질을 섭취하며, 포화지방 섭취를 줄입니다.

5. 나트륨 섭취 제한

하루 나트륨 섭취량을 2,300mg 이하로 제한하고, 가능하다면 1,500mg 이하로 줄이는 것을 권장합니다.

* DASH 식단을 시작할 때는 식이섬유 섭취 증가로 인한 소화 불편이 있을 수 있으므로 서서히 식단을 변경하는 것이 좋습니다.

DASH Eating Plan

The Benefits: Lowers blood pressure & LDL "bad" cholesterol.

✓ **Eat This**	⚠ **Limit This**
Vegetables	Fatty meats
Fruits	
Whole grains	Full-fat dairy
Fat-free or low-fat dairy	
Fish	Sugar sweetened beverages
Poultry	
Beans	Sweets
Nuts & seeds	
Vegetable oils	Sodium intake

www.nhlbi.nih.gov/DASH

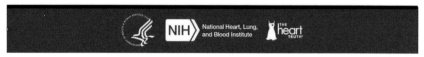

출처: DASH Eating Plan Infographic, Nationl Hart,Lung, and Blood Institute(NHLB1),
National Institutes of Health(NIH)

기대 효과 #식후 혈당 상승 억제에 도움 #혈당 스파이크 관리

상담 case

혈당이 높아서 걱정이에요. 식후 혈당도 자주 오르는데,
혈당 관리를 도와줄 수 있는 영양제가 있을까요?

김은영 약사'S ANSWER

**혈당 조절과 인슐린 감수성을 개선해줄 수 있는 영양제 조합을
추천해 드릴게요.**

이것만 기억하세요!

바나바잎 추출물(코르솔산 1.3mg) + 크롬(200mcg) + 마그네슘(200~350mg)

- **바나바잎 추출물**[44]은 지표성분인 코르솔산을 국내기준 최대 1.3mg까지 함
  유하고 있을 수 있어요. 제품에서 코르솔산 함량을 확인하고 구입하세요.

- 혈당 조절에 도움되는 **크롬**은 200mcg이라는 적은 양만 필요해서, 개별 섭
  취할 필요 없이 바나나잎 추출물과 함께 들어있는 제품을 골라 보세요.

- **마그네슘**은 구연산마그네슘, 마그네슘글리시네이트 등 유기산 or 킬레이트
  마그네슘 형태의 마그네슘이 위장 부담이 더 적어서 추천해요.

  '마그네슘 고르는 법' 참고 → p.30

---

[44] 바나바 나무의 잎에서 추출한 성분으로, 주로 혈당 조절과 항산화 효과로 알려져있습니다.
효과를 나타내는 주요 활성 성분은 코르솔산 입니다. 국내에서는 식약처로부터 "식후 혈당
승억제에 도움을 줄 수 있음"으로 기능성을 인정받았어요.

이렇게 드셔보세요!

🌙	저녁 식후	바나바잎 추출물(코르솔산 1.3mg) + 크롬(200mcg) + 마그네슘(200~350mg)

* 점심, 저녁 중 더 식사량이 많은 시간에 바나바잎 추출물을 섭취해보세요.

약국 구매 멘트 #이렇게 말해 보세요

"코르솔산을 1.3mg 함유하고, 크롬을 200mcg(마이크로그램) 포함한, 바나바잎 추출물 제품을 찾고 있고, 마그네슘 제품도 필요해요."

* 나의 불편 증상, 개인 특성(질병, 약, 생활습관 등)을 얘기하고 제품 상담을 요청하면, 더 나에게 꼭 맞는 맞춤형 제품을 추천 받을 수 있어요!

드신 분들의 피드백

"실제로 식후 혈당이 떨어지는 것을 확인할 수 있었어요."

"혈당 스파이크를 관리하고 싶어서 먹고 있어요."

개인 맞춤 영양제 설계 TIP

당뇨약을 오랫동안 먹고 있어요,

바나바잎 추출물을 추가적으로 먹어도 될까요?

당뇨약을 먹을 때는 혈당이 필요 이상으로 떨어지는 저혈당 증상을 주의해야 합니다. 기존 약 외에 **추가적으로 혈당을 낮추는 영양제를 섭취할 때는 의사 선생님과 상의**할 것을 권장합니다.

다만, 당뇨병 약을 오래 드시고 계신다면 비타민 B12가 부족할 가능성이 높아요. 당뇨병 부작용 예방에도 비타민 B군은 도움이 되니 **B1, B2, 그리고 특히 B12가 충분히 들어있는 비타민 B군 복합제**를 꼭 챙겨보세요.

▶ 당뇨로 인한 산화 스트레스 감소와 심혈관 건강을 위한 추천 ⋯▶ 오메가-3
▶ 간 건강에 주의가 필요한 당뇨환자를 위한 추천 ⋯▶ 밀크씨슬

증상 추천 18 남성 건강 세트

기대 효과 #성기능 개선 #혈액순환

상담 case

최근 남성 기능이 약해져서 고민입니다. 나이가 들어서 그런지 자신감도
떨어지고 활력이 줄어든 것 같아요. 도움이 될 수 있는 영양제가 있을까요?

김은영 약사'S ANSWER

남성 기능을 개선하는 영양제 조합을 추천해 드릴게요!

이것만 기억하세요!

아연(10~20mg) + 피크노제놀(100mg) + L-아르기닌(3,000mg)

- **아연**은 요즘 나오는 다양한 영양제에 들어있어요. 내가 먹고 있는 영양제에
  아연이 들어 있는지 먼저 확인해 보세요.
  따로 드시는 것이 없다면 무난하게는 종합비타민이나 비타민 B군 복합제를
  드시면 섭취가 가능하고, 아르기닌과 함께 들어있는 제품도 있어요.

- **피크노제놀**은 이름 그 자체로 안전성과 효과가 검증된 Horphag Re-
  search사의 고가의 프리미엄 "프랑스 해안송 껍질 추출물"원료에요.
  (피크노제놀 100mg = 주요 활성 성분인 프로시아니딘 약 70mg 함유)

- **L-아르기닌**[45]을 먹고 싶은데 헤르페스가 있는 경우 L-아르기닌 대신 시트
  룰린 제품을 선택하실 수 있어요(또는 아르기닌+라이신 제품 선택).

---

45) 아르기닌은 연구 섭취기간이 보통 4주~6주라서 1달 정도 먹고, 쉬었다가 다시 먹는 것을
   추천합니다. 또한 심장병이나 혈관 질환이 있는 분들은 드시지 않는 것을 추천드려요.

이렇게 드셔보세요.

☼	아침 공복	L-아르기닌(3,000mg)
☼	점심 식후	아연(10~20mg) + 피크노제놀(100mg)

* 아르기닌은 공복에 흡수가 잘 되지만, 먹고 속이 불편한 경우 적은 용량을 나눠 먹거나 식후에 드세요.

약국 구매 멘트 #이렇게 말해 보세요

"아르기닌 3,000mg 제품과 피크노제놀 100mg 제품 주세요. (따로 아연을 먹지 않는 경우) 아연이 들어있는 종합비타민도 하나 추천해 주세요."

* 나의 불편 증상, 개인 특성(질병, 약, 생활습관 등)을 얘기하고 제품 상담을 요청하면, 더 나에게 꼭 맞는 맞춤형 제품을 추천 받을 수 있어요!

드신 분들의 피드백

"강직도와 지속력이 더 좋아졌어요."

"2주일 만에 효과를 봤어요. 아침에 변화가 생겼어요."

개인 맞춤 영양제 설계 TIP

▷ 아르기닌이 잘 안 맞아요, 남성 기능에 좋은 다른 영양제가 또 있을까요?

남성기능 뿐만 아니라 면역에도 좋은 영양제로는 **홍삼**이 있어요. **마카** 성분도 성기능과 성욕에 모두 도움이 됩니다.

▷ 남성 건강에 유명한 쏘팔메토는 어떤가요?

쏘팔메토는 남성 기능 쪽의 효과가 아닌 전립선 건강에 도움이 되는 성분이라서 남성 기능 영양제를 찾는 분들께는 적합하지 않아요.

전립선 비대증으로 인해 소변 배출이 어려우신 분들에게도 약국에서 구매 가능한 의약품(**쿠쿠르비트 종자유, 쎄닐톤** 등)을 효과 면에서 쏘팔메토보다 우선 추천 드립니다.

증상 추천 19 여성 건강 세트

기대 효과 #질염 재발 예방 #여성 건강 개선

상담 case

질염이 자주 재발하고 불편한 느낌이 계속되어 신경이 많이 쓰여요.

이러한 체질을 바꾸고 싶은데 여성 건강에 도움이 되는 영양제가 있을까요?

김은영 약사'S ANSWER

질염과 여성 건강에 도움이 되는 영양제 조합을 추천 드릴게요.
면역력을 강화하고 유익균을 증진해 질염 재발을 예방하는 데
효과적입니다!

이것만 기억하세요!

프로바이오틱스 + 비타민 C(1,000mg)

– **프로바이오틱스**는 식약처에서 질 건강에 기능성 인정 받은 UREX나 Re-specta 원료를 사용한 제품 추천 드립니다. 제품의 영양기능 정보에서 "질내 유익균 증식 및 유해균 억제에 도움을 줄 수 있음" 문구를 확인하세요.

이미 먹고 있는 제품이 있다면? 위 제품들이 질 건강에 특화된 균주이지만, 일반 프로바이오틱스도 면역 및 질 건강에 도움이 될 수 있어요. 기존에 먹고 있고 잘 맞는 제품이 있다면, 그대로 드셔도 되고 위 제품과 번갈아 드시는 방법도 추천해요(질 건강에 도움이 되는 Lactobacillus 균주를 포함 했는지와 보장 균수(10~100억 CFU) 충분한지 확인해보세요).

– **비타민 C**는 프리미엄 원료를 원하신다면 DSM사의 원료 브랜드 마크인 'Quali-C'마크를 제품 포장 또는 상세페이지에서 확인하세요.

이렇게 드셔보세요!

☼	기상 후 공복	프로바이오틱스
☼	점심 식후	비타민 C(1,000mg)

* 강한 효과를 원한다면 비타민 C를 아침, 점심, 저녁 매 식사 후 드시는 것도 추천드려요.
(속쓰림 방지를 위해 식사 직후 섭취 추천)

약국 구매 멘트 #이렇게 말해 보세요

"질 건강에 기능성 받은 유산균과 비타민 C 1,000mg 제품 있나요?"

* 나의 불편 증상, 개인 특성(질병, 약, 생활습관 등)을 얘기하고 제품 상담을 요청하면, 더
나에게 꼭 맞는 맞춤형 제품을 추천 받을 수 있어요!

드신 분들의 피드백

"몇 달간 꾸준히 먹으면서 질염 재발 빈도가 눈에 띄게 줄었어요. 예전에는
조금만 컨디션이 안 좋아도 바로 재발했는데, 이제는 잘 재발하지 않아요."
"비타민 C를 자주 챙겨 먹으니까 감기나 다른 감염에도 잘 걸리지 않는 것 같
아요. 면역력이 좋아진 느낌이에요."
"질 건강 상태가 전보다 좋아진 느낌이에요. 불쾌한 냄새나 분비물이 줄어들
고 평소에도 불편함이 덜해요."

개인 맞춤 영양제 설계 TIP

질염과 함께 방광염도 자주 생겨요

– 추천세트에 **크랜베리 추출물**(300~500mg)도 함께 섭취해보세요.

약사의 한마디

면역력이 가장 중요합니다. 충분히 잘 쉬고, 증상이 심할 때는 병원가서 치료 받으시고, 평소에 좋은 생활 습관과 영양제의 도움을 받아보세요.

증상 추천 20 갱년기 세트

기대 효과 #갱년기 증상 완화 #여성 건강 개선

상담 case

갱년기라 그런지 얼굴에 열이 확 오르고 밤에 잠도 안 오고 늘 피곤해요.
이런 증상 완화에 도움되는 영양제 있나요?

김은영 약사'S ANSWER

갱년기 증상 완화와 건강 유지를 위한 영양제를 추천 드릴게요. 증상 완화뿐 아니라 뼈 건강과 면역력 강화에도 효과적인 조합이에요

이것만 기억하세요!

비타민 D(2,000~5,000 IU) + 마그네슘(200~350mg) + 증상별 추천

– **비타민 D**는 흡수율이 좋은 D3[46) 형태의 성분을 추천

– **마그네슘**은 구연산마그네슘, 마그네슘글리시네이트 등 유기산 or 킬레이트 마그네슘 형태의 마그네슘이 위장 부담이 더 적어서 추천해요.

'마그네슘 고르는 법' 참고 → p.30

– 증상에 따라 선택

　1) 전반적 갱년기 증상 및 심혈관 건강개선 ⋯▶ **피크노제놀(60~200mg)**

　2) 홍조/발열 위주의 갱년기 증상 ⋯▶ **대두이소플라본/대두추출물 등 복합물**

---

46) 비타민 D는 D2(식물 유래)와 D3(동물 유래) 형태로 존재하며, D3가 체내 흡수율과 생체이용률이 더 높아 영양제로 더 많이 추천됩니다.

이렇게 드셔보세요!

☀	점심 식후	비타민 D(2,000~5,000 IU) + 피크노제놀(60~200mg)
🌙	저녁 or 취침 전	마그네슘(200~350mg)

* 아침을 충분히 챙겨 먹는다면, 아침 식후 섭취도 괜찮아요.

약국 구매 멘트 #이렇게 말해 보세요

"(피크노제놀 100mg 영양제) or (대두이소플라본이 포함된 갱년기 영양제) 와 마그네슘 300mg, 비타민 D, D3(디쓰리) 2,000 IU(아이유) 제품을 찾고 있어요."

* 나의 불편 증상, 개인 특성(질병, 약, 생활습관 등)을 얘기하고 제품 상담을 요청하면, 더 나에게 꼭 맞는 맞춤형 제품을 추천 받을 수 있어요!

드신 분들의 피드백

"안면홍조와 가슴이 두근거리는 증상이 줄어들어서 일상 생활이 훨씬 편해 졌어요."

"기분도 안정되고 잠도 더 잘 와요."

"갱년기 이후 뼈 건강과 전반적인 건강 개선을 위해서 챙겨먹고 있어요."

개인 맞춤 영양제 설계 TIP

갱년기 이후 많이 약해지는 뼈 건강을 한층 더 챙기려면 **비타민 K2, 칼슘** 등 뼈 건강 미네랄을 함께 챙겨보세요.

약사의 한마디

증상이 심하다면 약을 약국에서 구매하거나, 병원 처방을 받는 것도 가능하니 꼭 도움 받아보세요. 식사와 영양은 이전보다 더 신경써서 골고루 챙기시는 것을 추천해요.

요로 건강 세트

기대 효과 #요로 감염 예방 #면역 강화 #요로 건강 강화

상담 case

방광염이랑 요로 감염이 자주 생겨서, 너무 불편해요.

평소에 먹으면 도움될 만한 영양제 추천해주세요!

 김은영 약사'S ANSWER

요로 건강과 감염 예방을 위한 영양제 조합을 추천 드릴게요.
꾸준히 드시면 요로 감염을 예방하고 면역력을 키우는 데 도움
이 될 거예요.

이것만 기억하세요!

크랜베리 추출물(500mg) + **프로바이오틱스** + **비타민 C**(1,000mg~)

- **크랜베리 추출물**의 추천 원료사로는 Cran-Max사와 pacran사가 있는데
  요, 국내 건강기능제품은 모두 두 원료사의 원료를 사용하므로, 제품에 있는
  건강기능식품 마크를 확인하고 구입하시면 됩니다.

- **프로바이오틱스**는 요로 건강에는 Lactobacillus 균주가 포함된 제품을 추
  천하는데, 대부분의 제품에는 해당 균주가 포함되어 있고, 프로바이오틱스
  는 사람마다 잘 맞는 제품이 달라, 먹어보고 효과가 좋은 제품을 선택하셔도
  좋습니다. 10~100억 CFU의 제품을 선택해 보세요.

- **비타민 C**는 프리미엄 원료를 원하신다면 DSM사의 원료 브랜드 마크인
  'Quali-C'마크를 제품 포장 또는 상세페이지에서 확인하세요.

이렇게 드셔보세요!

☀	기상 후 공복	프로바이오틱스
☀	점심 식후	크랜베리 추출물(500mg) + 비타민 C(1,000mg)

* 아침을 충분히 챙겨 먹는다면, 아침 식후 섭취도 괜찮아요.

약국 구매 멘트 #이렇게 말해 보세요

"크랜베리 추출물 건강기능식품과 락토바실러스 균주 포함해서서 10억 CFU(씨에프유)가 들어있는 프로바이오틱스, 그리고 비타민 C 1,000mg 제품을 찾고 있어요."

* 나의 불편 증상, 개인 특성(질병, 약, 생활습관 등)을 얘기하고 제품 상담을 요청하면, 더 나에게 꼭 맞는 맞춤형 제품을 추천 받을 수 있어요!

드신 분들의 피드백

"요로 감염이 자주 걸렸었는데, 꾸준히 먹으니까 재발이 많이 줄었어요."

"전에는 한 달에 한번은 방광염이 걸렸는데, 2개월 정도 먹고나니 잘 안 걸려서 신기해요."

"크랜베리 주스가 요로 감염에 좋은 건 알았지만 챙겨먹기 어려웠는데, 영양제로 먹으니까 편하고 좋아요. 프로바이오틱스와 함께 먹으니까 소변 뿐 아니라 장도 좋아졌어요."

개인 맞춤 영양제 설계 TIP

요로 감염이 심하고 자주 재발해요.

– 대장균이 요로에 부착되는 것을 방지하여 감염 예방에 도움이 되는 **D-만노오스**(1,000~2,000mg)를 추가해보시는 것을 추천드립니다. 크랜베리와 함께 복용하면 시너지 효과가 있습니다.

영양제는 건강증진과 재발 완화에 도움이 되지만, 증상이 심할 때는 병원에 방문하여 치료 받는 것을 추천드려요.

맞춤형 건강기능식품
100% 활용법

1. 맞춤형 건강기능식품을 알고 계신가요?

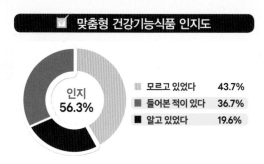

맞춤형 건강기능식품 인지도

인지
56.3%

- 모르고 있었다   43.7%
- 들어본 적이 있다   36.7%
- 알고 있었다   19.6%

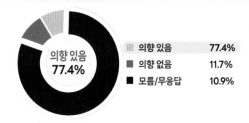

맞춤형 건강기능식품 향후 이용 의향

의향 있음
77.4%

- 의향 있음   77.4%
- 의향 없음   11.7%
- 모름/무응답   10.9%

맞춤형 건강기능식품 장점

순위	내용	비율
1위	전문상담사를 통해 개인에게 적합한 성분의 제품들을 추천 받을 수 있다.	56.6%
2위	한 번에 먹을 분량으로 포장되어 과다섭취·오남용 방지	49.9%
3위	각각 포장된 식품보다 한 봉지에 포장되어 섭취하기 편리	37.7%
4위	첫 대면 상담 후 재구매 및 정기배송이 가능해 지속적인 섭취가 가능	8.9%

출처: 식약처('22년 건강기능식품 소비자 인식도 조사 결과)

2. 맞춤형 건강기능식품 제도 신설

맞춤형 영양제란?

맞춤형 영양제는 개인의 영양 상태와 건강 목표에 따라 최적화된 영양 성분을 제공하는 영양제를 의미합니다. 각 개인의 연령, 성별, 생활 습관, 식습관, 유전적 요인, 건강 상태 등을 고려하여 필요한 영양소를 설계한 후, 이에 맞는 영양제를 제공하는 방식입니다. 이 접근법은 영양의 부족을 보충하거나 특정 건강 상태를 개선하는 데 도움을 주기 위해 설계됩니다.

「맞춤형 건강기능식품」 제도

「맞춤형 건강기능식품」 제도는 기존의 건강기능식품을 판매하는 방식에서 벗어나, 약국에서 처방약을 조제하듯이 맞춤형으로 한 포씩 소분포장하여 판매할 수 있는 제도입니다. 이는 개인의 건강 상태와 필요에 따라 영양 성분을 조합하여 제공하는 방식으로, 완제품으로 판매되는 기존 건강기능식품과 달리 보다 세밀하고 맞춤화된 건강 관리를 가능하게 합니다.

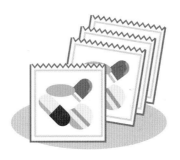

3. 맞춤형 건강기능식품을 추천하는 이유

1) 편리한 섭취(귀차니즘, 잘 까먹는 사람 추천)

한 포씩 소분된 맞춤형 건강기능식품은 간편하게 섭취할 수 있어 복잡한 과정 없이 편리한 섭취가 가능합니다.

소분 포장의 경우 그렇지 않은 경우 보다 섭취 순응도가 약 8% 증가한다고 합니다.

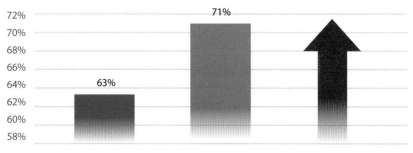

섭취순응도 비교

출처: *Curr Med Res Opin*, 2015 Jan; 31(1): 145-160.

2) 필요한 만큼만 구매 가능(1주일 치, 한 달 치도 구매 가능)

기존의 건강기능식품은 대용량 포장으로 제공되는 경우가 많아, 3~4개월 치를 한 번에 구매해야 했지만, 맞춤형 건강기능식품은 1주일 치나 한 달 치 등 필요한 양만 구매할 수 있어 경제적 부담을 줄일 수 있고, 나에게 맞을지 안 맞을지 잘 모르는 새로운 제품을 시도할 때의 고민을 줄여 줄 수 있습니다.

3) 선택의 괴로움에서 벗어나기(선택은 전문가에게 맡기기)

시장에는 다양한 건강기능식품이 출시되어 있어 어떤 제품이 자신에게 맞는지 선택하기가 어렵습니다. 맞춤형 건강기능식품은 전문가와의 상담을 통해 나에게 적합한 제품을 선택할 수 있도록 도와줍니다.

4) 먹는 약, 질병 등 고려할 것이 많은 당신(공부 또한 전문가에게 맡기기)

"내가 먹고 있는 약, 또는 먹고 있는 다른 영양제와 같이 먹었을 때 문제는 없을까요?" "간이 안 좋아요, 이 영양제 먹어도 될까요?" "혈압이 높은 사람에게 좋은 영양제 추천해주세요." 고려할 것이 많고 전문적인 건강 상담이 필요하다면, 전문가 상담을 추천합니다.

5) 성분 중복/과잉 섭취 방지

여러 건강기능식품을 복용할 경우, 동일한 성분이 겹쳐 과잉 섭취로 이어질 수 있습니다. 맞춤형 제도를 통해 필요한 성분만 섭취할 수 있어 안전성이 높아집니다.

6) 과대광고와 정보의 혼란

건강기능식품 광고는 종종 과장된 효과를 내세워 소비자를 혼란스럽게 만듭니다. 맞춤형 건강기능식품은 신뢰할 수 있는 정보와 전문가의 상담을 통해 정확한 제품을 선택하는 데 도움을 줍니다.

4. 나는 어떻게 맞춤형 건강기능식품을 받아볼 수 있을까?

　모든 약국과 병원, 건강기능식품 매장인 아닌, 맞춤형 건강기능식품을 신청하고 인증 받은 매장에서 아래 과정을 통해 받아볼 수 있어요.

Step 1: 건강 설문

– 설문을 통해 빠른 나의 건강/영양 상태 및 건강 목적 체크

– 상담으로 대체되기도 함

Step 2: 전문가 상담하기

– *전문가와의 심층적인 건강 상담 및 건강기능식품 최종 선택

* 의사, 치과의사, 한의사, 약사, 한약사, 영양사

Step 3: 개별 포장된 맞춤형 건강기능식품 구매 및 섭취

– 편리하게 한포씩 포장된 맞춤형 건강기능식품 섭취

– 업체에 따라 매달 편리하게 배달 받는 구독 모델도 가능

맞춤형 건강기능식품 주요 사항

맞춤형 건강기능식품 담은 관련 교육을 받은 맞춤형 건강기능식품 관리사만 할 수 있어요.

누구나 맞춤형 건강기능식품 관리사가 될 수 있나요?

맞춤형 건강기능식품 관리사는 의사, 치과의사, 한의사, 간호사, 약사, 한약사, 영양사만 가능해요.

소분 시 주의 사항

- 소분 가능 제형: 정제, 캡슐, 환

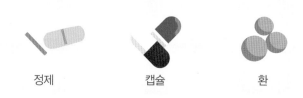

정제   캡슐   환

- 소분·조합한 건강기능식품의 기능성분 함량이 일일 섭취량을 초과하지 않아야 한다.
- 동일한 기능성을 가진 건강기능식품 제품을 중복으로 소분·조합되지 않도록 하여야 한다.
- 맞춤형 건강기능식품은 「건강기능식품의 기준 및 규격」에 따른 기능성 원료 기준으로 최대 7종(영양성분 제외) 이내에서 소분·조합하도록 하여야한다.

관련 법령 주요 사항

건강기능식품에 관한 법률 시행규칙 일부개정령(안)

(법률 제13314호, 2024. 1. 2. 공포, 2025. 1. 3. 시행)

1) 시설기준(안 별표 1 제4호)

시설기준을 영업소, 소분·조합실, 소분·조합시설로 하고, 소분·조합을 위탁하는 경우 소분·조합실과 시설을 갖추지 않을 수 있는 특례 규정

2) 영업자 준수사항(안 별표 4 제4호)

안전위생에 관한 사항, 기록·관리에 관한 사항, 소비자 담에 관한 사항, 위탁 소분·조합이 허용되는 수탁 업종 등

3) 소분·조합 안전관리 및 판매 기준(안 별표 4의 2)

소분·조합할 수 있는 건강기능식품의 제형, 동일 기능성 중복 소분·조합 제한, 소분·조합할 수 있는 건강기능식품 종류 한 개수 및 일일 섭취량을 고려한 함량 기준, 표시에 관한 사항 등

4) 맞춤형건강기능식품관리사 준수사항(안 제14조의 5)

직무 수행 기록·보관 의무, 부당한 표시·광고 금지, 발견된 품질·안전·위생의 문제에 대해 영업자에게 개선 요청 의무 등

5) 영업자 및 관리사 교육(안 제19조)

- 맞춤형건강기능식품판매업자의 사전 안전위생 교육시간 3시간
- 맞춤형 건강기능식품관리사의 안전위생 교육시간 신규교육 6시간, 매년 1회 보수교육 3시간

[부록 1]

영양제 제대로 읽는 방법(성분/함량 확인)

의약품인지 건강기능식품인지에 따라 상세내용은 다르지만, 정해진 표시 방법에 따라 성분 및 함량을 제품에 표시하게 되어있습니다.

읽는 방법을 배워서, 내가 먹는 영양제에 대해 제대로 파악해보세요.

1. 건강기능식품

　　1) 표 좌측에서 영양성분 리스트 확인 가능

　　2) 표 우측에서 영양성분 함량 및 기준치 확인 가능

　　3) 기능성 확인 가능(표 상단 또는 하단)

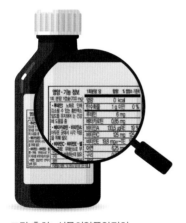

그림 출처: 식품의약품안전처

영양 · 기능 정보

1회 분량/1일 섭취량 : O정(Omg)

1회 분량/1일 섭취량 당	함량	%영양성분기준치
열량	00kcal	
탄수화물	00g	00%
당류	00g	
식이섬유	00g	00%
단백질	00g	00%
지방	00g	00%
포화지방산	00g	00%
불포화지방산	00g	
트랜스지방		
콜레스테롤	00mg	00%
나트륨	00mg	00%
비타민 C	00mg	00%
칼슘	00mg	00%
기능성분 또는 지표 성분	Omg	

※ %영양성분기준치 : 1일 영양성분기준치에 대한 비율

※ **1회 분량 /1일 섭취량 당 함량인지 확인하기**

* 1회 섭취량 당이 아니라, 제품 전체 함량 기준일 때가 있어서, 그럴 때는 1회 함량으로 나눠서 계산 필요

2. 의약품

1) 표 상단 [유효성분]에서 주성분 이름 및 함량 확인 가능

2) 효능효과 확인 가능

일반의약품 정보

이 약을 사용하기 전 반드시 첨부문서를 확인하세요

[유효성분]	1정 중

. . . . ○ ○ ○mg

. . . .

만**세 이상 소아 및 성인

만**세 미만의 소아

[사용사의 주의사항]

1.경고
. . . .
2. . . . .
3. . . . .
4. . . . .
5. . . . .

[저장방법]
■ ****(*.**℃)에서 보관하세요
■ 어린이의 손에 닿지 않게 보관하세요

[사용기한]
■ 용기 상단 표시일까지

[첨가제]
. . . .

그림 출처: 식품의약품안전처

※ 시럽의 경우 유효성분 함량이 1회 기준인지 확인

* 1회 기준이 아니라, 제품 전체 함량 또는 100㎖ 기준 함량일 때 등이 있어서, 그럴 때
는 1회 함량으로 나눠서 계산 필요

[부록 2]

함께 먹으면 더 좋을까? 약과 영양제의 위험한 동행

약과 함께 먹으면 안 되는 건강기능식품 리스트

요즘 우리는 건강을 챙기기 위해 여러 가지 약과 영양제를 동시에 섭취하는 경우가 많습니다. 감기나 두통 같은 증상을 완화하기 위한 약뿐만 아니라, 면역력 강화나 피로 회복을 위해 다양한 영양제를 챙겨 먹는 사람들이 많죠.

하지만 문제는 약과 영양제를 함께 섭취할 때 어떤 조합이 위험할 수 있는지 잘 모르는 사람들이 많다는 것입니다.

사실, 약과 영양제를 무심코 함께 먹으면 약의 효과가 떨어지거나, 반대로 너무 강해져서 문제가 생길 수 있습니다.

예를 들어, 어떤 영양제는 약이 제대로 흡수되지 않게 방해할 수 있습니다. 그러면 약이 몸에서 제 역할을 하지 못하고, 병이 낫는 데 시간이 더 걸리거나 효과가 약해질 수 있죠. 또 어떤 경우에는 영양제가 약의 작용을 지나치게 강화해서, 약이 원래보다 더 강하게 작용해 부작용을 유발할 수도 있습니다. 심장이 빨리 뛰거나 혈압이 갑자기 떨어지는 등 몸에 부담을 줄 수 있는 상황이 생길 수도 있는 거죠.

이런 이유 때문에 약과 영양제를 함께 섭취할 때는 반드시 주의가 필요합니다. 약과 영양제가 모두 몸에 좋은 것이라 하더라도, 각각의 역할과 상호작용을 이해하지 못한 채 무작정 섭취하면 오히려 건강을 해칠 수 있기 때문입니다.

약과 함께 먹으면 위험한 영양제 리스트

영양제	처방약	상호작용	증상
마그네슘	디곡신	약물과 영양제의 흡수가 상호 저해되어 2시간 이상 간격을 두고 섭취하세요	약효 감소
	파킨슨 치료제	약효가 저해될 수 있어 함께 먹지 않는 것을 추천합니다.	약효 감소
	항생제	약물 흡수가 저해되어 2시간의 간격을 두고 섭취하세요	약효 감소
밀크씨슬	당뇨병 치료제	저혈당 발생 위험이 높아질 수 있어요	약효 과다
	라록시펜	골다공증 치료제 라록시펜의 약효와 부작용이 증가할 수 있어요	약효 과다
	콜레스테롤 합성 억제제	콜레스테롤 저하 효과와 약물 부작용을 증가시킬 수 있어요	약효 과다
	항암제	몸에 흡수되는 타목시펜의 양을 증가시킬 수 있어요	약효 과다
바나바잎 추출물	당뇨병 치료제	저혈당 발생 위험이 높아질 수 있어요	약효 과다
비타민 A	이소트레티노인	비타민A 과다로 인한 독성 위험이 있어 함께 먹으면 안돼요	부작용
	항응고제	비타민A 고용량 섭취 시 출혈의 위험을 증가시킬 수 있어요	약효 과다
비타민 B9 (엽산)	항경련제	약품의 효과가 감소될 수 있어요.	약효 감소
비타민 C	항암제	비타민 C가 일부 항암제의 효과를 감소시킬 수 있어요	약효 감소
	항응고제	고용량 비타민 C 섭취 시 와파린 효과가 감소될 수 있어요.(하루 2g 이하 섭취 추천)	약효 감소
비타민 D	고혈압 치료제	고함량 비타민 D 주사 시 고칼슘혈증 위험이 증가 할 수 있어요	부작용
비타민 K	항응고제	와파린 효과 감소 될 수 있어, 꼭 전문가와 상담하세요.	약효 감소
아연	항생제	약물과 영양제의 흡수가 상호 저해되어, 2시간 이상 간격을 두고 섭취하세요	약효 감소

영양제	처방약	상호작용	증상
오메가-3	고혈압 치료제	혈압이 급격하게 떨어질 수 있어 주의가 필요해요	약효 과다
	당뇨병 치료제	당뇨병 치료제 효과를 감소시킬 수 있어요	약효 감소
	항응고제	출혈의 위험을 증가시킬 수 있어요	약효 과다
은행잎 추출물	항응고제	함께 섭취 시 출혈 위험이 증가할 수 있어요	약효 과다
철분	도파민제	약물과 영양제가 서로 흡수를 방해할 수 있어요. 최소 2시간 간격을 두고 섭취하세요	약효 감소
칼슘	골다공증 치료제	약물 흡수를 방해할 수 있어 약 복용 후 최소 30분 후에 영양제 섭취하세요	약효 감소
	항생제, 항바이러스제	약물과 영양제가 서로 흡수를 방해할 수 있어요	약효 감소
코엔자임 Q 10	고혈압 치료제	혈압이 급격하게 떨어질 수 있어 주의가 필요해요	약효 과다
	항응고제	항응고제 효과가 감소 할 수 있어요	약효 감소
크랜베리 추출물	아스피린	살리실산 알레르기(발진, 홍반, 가려움, 설사 등)가 생길 수 있어요	부작용
	항응고제	항응고제의 잔류 시간을 증가시켜 출혈의 위험이 있어요	약효 과다
크롬	당뇨병 치료제	함께 섭취 시 저혈당 위험이 증가 할 수 있어요	약효 과다
포스파 티딜세린	항콜린제	항콜린제의 효과를 감소시킬 수 있어요	약효 감소
	AChE억제제	콜린성 부작용 가능성이 있어요	부작용
프로바이 오틱스	면역억제제	면역억제제의 효과를 방해할 수 있어요	약효 감소
	항생제	효과를 감소시킬 수 있어요. 섭취 간격을 2시간 이상 두어야 해요	약효 감소

참/고/문/헌

1. Donghyun Kim, Junghoon Lee, Raekil Park, Chang-Myung Oh, Shinje Moon. Association of low muscle mass and obesity with increased all-cause and cardiovascular disease mortality in US adults. *Journal of Cachexia, Sarcopenia and Muscle*. 2023 Dec 18.

2. Hun Kyung Kim, Takao Suzuki, Kyoko Saito, Hideyo Yoshida, Hisamine Kobayashi, Hiroyuki Kato, Miwa Katayama. Effects of exercise and amino acid supplementation on body composition and physical function in community-dwelling elderly Japanese sarcopenic women: a randomized controlled trial. *Journal of the American Geriatrics Society*. 2012 Jan;60(1):16-23.

3. Enrique Conde Maldonado, Diego Marqués-Jiménez, Patricia Casas-Agustench, Anna Bach-Faig. Effect of supplementation with leucine alone, with other nutrients or with physical exercise in older people with sarcopenia: a systematic review. *Endocrinología, Diabetes y Nutrición (English Edition)*. 2022 Oct;69(8):601-613.

4. Sebastiano B Solerte, Carmine Gazzaruso, Roberto Bonacasa, Mariangela Rondanelli, Mauro Zamboni, Cristina Basso, et al. Nutritional supplements with oral amino acid mixtures increases whole-body lean mass and insulin sensitivity in elderly subjects with sarcopenia. *American Journal of Cardiology*. 2008;101:69E-77E.

5. Malkanthi Evans, Najla Guthrie, John Pezzullo, Toran Sanli, Roger A Fielding, Aouatef Bellamine. Efficacy of a novel formulation of L-Carnitine, creatine, and leucine on lean body mass and functional muscle strength in healthy older adults: a randomized, double-blind placebo-controlled study. *Nutrition & Metabolism (Lond)*. 2017 Jan 18;14:7.

6. Scott C Forbes, Darren G Candow, Sergej M Ostojic, Michael D Roberts, Philip D Chilibeck. Meta-Analysis Examining the Importance of Creatine Ingestion Strategies on Lean Tissue Mass and Strength in Older Adults. *Nutrients*. 2021 Jun 2;13(6):1912.

7. Young Jin Jang. The Effects of Protein and Supplements on Sarcopenia in Human Clinical Studies: How Older Adults Should Consume Protein and Supplements. *Journal of Microbiology and Biotechnology*. 2023 Feb 28;33(2):143-150.

8. Darren G Candow, Philip D Chilibeck, Scott C Forbes, Ciaran M Fairman, Bruno Gualano, Hamilton Roschel. Creatine supplementation for older adults: Focus on sarcopenia, osteoporosis, frailty and cachexia. *Bone*. 2022 Sep;162:116467.

9. Patrick Bernat, Darren G Candow, Karolina Gryzb, Sara Butchart, Brad J Schoenfeld, Paul Bruno. Effects of high-velocity resistance training and creatine supplementation in untrained healthy aging males. *Applied Physiology, Nutrition, and Metabolism*. 2019 Nov;44(11):1246-1253.

10. Aitana Martin-Cantero, Esmee M Reijnierse, Benjamin M T Gill, Andrea B Maier. Factors influencing the efficacy of nutritional interventions on muscle mass in older adults: a systematic review and meta-analysis. *Nutrition Reviews*. 2021 Feb 11;79(3):315-330.

11. Andrew Shao, John N Hathcock. Risk assessment for the amino acids taurine, L-glutamine and L-arginine. *Regulatory Toxicology and Pharmacology*. 2008 Apr;50(3):376-99.

12. Masaru Ohtani, Shigeo Kawada, Taizo Seki, Yasuyuki Okamoto. Amino acid and vitamin supplementation improved health conditions in elderly participants. *Journal of Clinical Biochemistry and Nutrition*. 2012 Mar;50(2):162-168.

13. Motoko Takaoka, Saki Okumura, Taizo Seki, Masaru Ohtani. Effect of amino-acid intake on physical conditions and skin state: a randomized, double-blind, placebo-controlled, crossover trial. *Journal of Clinical Biochemistry and Nutrition*. 2019;65:52-58.

14. M Palmery, A Saraceno, A Vaiarelli, G Carlomagno. Oral contraceptives and changes in nutritional requirements. European Review for Medical and *Pharmacological Sciences*. 2013 Jul;17(13):1804-13.

15. Rebecca D Jackson, Andrea Z LaCroix, Margery Gass, Robert B Wallace, John Robbins, Cora E Lewis, et al. Calcium plus vitamin D supplementation and the risk of fractures. *New England Journal of Medicine*. 2006 Feb 16;354(7):669-83.

16. Judy D Ribaya-Mercado, Jeffrey B Blumberg. Vitamin A: is it a risk factor for osteoporosis and bone fracture? *Nutrition Reviews*. 2007 Oct;65(10):425-38.

17. Parjeet Kaur, Sunil Kumar Mishra, Ambrish Mithal. Vitamin D toxicity resulting from overzealous correction of vitamin D deficiency. *Clinical Endocrinology (Oxf)*. 2015;83:327-31.

18. Marjo H J Knapen, Lavienja A J L M Braam, Nadja E Drummen, Otto Bekers, Arnold P G Hoeks, Cees Vermeer. Menaquinone-7 supplementation improves arterial stiffness in healthy postmenopausal women. *Thrombosis and Haemostasis*. 2015 May;113(5):1135-44.

19. G C M Gast, N M de Roos, I Sluijs, M L Bots, J W J Beulens, J M Geleijnse, et al. A high menaquinone intake reduces the incidence of coronary heart disease. *Nutrition, Metabolism, and Cardiovascular Diseases*. 2009 Sep;19(7):504-10.

20. Johanna M Geleijnse, Cees Vermeer, Diederick E Grobbee, Leon J Schurgers, Marjo H J Knapen, Irene M van der Meer, et al. Dietary intake of menaquinone is associated with a reduced risk of coronary heart disease: the Rotterdam Study. *Journal of Nutrition*. 2004 Nov;134(11):3100-5.

21. Gregor Reid, Jana Jass, M Tom Sebulsky, John K McCormick. Potential uses of probiotics in clinical practice. *Clinical Microbiology Reviews*. 2003 Oct;16(4):658-72.

22. Gregor Reid, Jeremy Burton, Jo-Anne Hammond, Andrew W Bruce. Nucleic acid-based diagnosis of bacterial vaginosis and improved management using probiotic lactobacilli. *Journal of Medicinal Food*. 2004 Summer;7(2):223-8.

23. Davide De Alberti, Rosario Russo, Fabio Terruzzi, Vincenzo Nobile, Arthur C Ouwehand. Lactobacilli vaginal colonisation after oral consumption of Respecta(®) complex: a randomised controlled pilot study. *Archives of Gynecology and Obstetrics*. 2015 Oct;292(4):861-7.

24. Arely León-López, Alejandro Morales-Peñaloza, Víctor Manuel Martínez-Juárez, Apolonio Vargas-Torres, Dimitrios I Zeugolis, Gabriel Aguirre-Álvarez. Hydrolyzed collagen-sources and applications. *Molecules*. 2019 Nov 7;24(22):4031.

25. Yasutaka Shigemura, Daiki Kubomura, Yoshio Sato, Kenji Sato. Dose-dependent changes in the levels of free and peptide forms of hydroxyproline in human plasma after collagen hydrolysate ingestion. *Food Chemistry.* 2014 Sep 15;159:328-32.

26. Shoko Yamamoto, Kisaburo Deguchi, Masamichi Onuma, Noriaki Numata, Yasuo Sakai. Absorption and urinary excretion of peptides after collagen tripeptide ingestion in humans. *Biological and Pharmaceutical Bulletin.* 2016;39(3):428-34.

27. Jakub Hort, Thomas Duning, Robert Hoerr. Ginkgo biloba Extract EGb 761 in the Treatment of Patients with Mild Neurocognitive Impairment: A Systematic Review. *Neuropsychiatric Disease and Treatment.* 2023 Mar 23;19:647-660.

28. Ovidiu Băjenaru, Gabriel Prada, Florina Antochi, Cătălin Jianu, Cătălina Tudose, Adina Cuciureanu, et al. Effectiveness and Safety Profile of Ginkgo biloba Standardized Extract (EGb761®) in Patients with Amnestic Mild Cognitive Impairment. *CNS Neurological Disorders Drug Targets.* 2021;20(4):378-384.

29. Peter Bäurle, Andy Suter, Henning Wormstall. Safety and effectiveness of a traditional ginkgo fresh plant extract - results from a clinical trial. *Forsch Komplementmed.* 2009 Jun;16(3):156-61.

30. R Ihl, M Tribanek, N Bachinskaya; GOTADAY Study Group. Efficacy and tolerability of a once-daily formulation of Ginkgo biloba extract EGb 761®in Alzheimer's disease and vascular dementia: results from a randomized controlled trial. *Pharmacopsychiatry.* 2012 Mar;45(2):41-6.

31. D O Kennedy, C F Haskell, P L Mauri, A B Scholey. Acute cognitive effects of standardized Ginkgo biloba extract complexed with phosphatidylserine. *Human Psychopharmacology.* 2007 Jun;22(4):199-210.

32. Fumihiko Yasuno, Satoshi Tanimukai, Megumi Sasaki, Chiaki Ikejima, Fumio Yamashita, Chiine Kodama, et al. Combination of antioxidant supplements improved cognitive function in the elderly. *Journal of Alzheimer's Disease.* 2012;32(4):895-903.

33. Mónika Fekete, Andrea Lehoczki, Stefano Tarantini, Vince Fazekas-Pongor, Tamás Csípő, Zoltán Csizmadia, et al. Improving Cognitive Function with Nutritional Supplements in Aging: A Comprehensive Narrative Review of Clinical Studies Investigating the Effects of Vitamins, Minerals, Antioxidants, and Other Dietary Supplements. *Nutrients.* 2023 Dec 15;15(24):5116.

34. Kelvin Li, Xia-Fang Wang, Ding-You Li, Yuan-Cheng Chen, Lan-Juan Zhao, Xiao-Gang Liu, et al. The good, the bad, and the ugly of calcium supplementation: a review of calcium intake on human health. *Clinical Interventions in Aging.* 2018 Nov 28;13:2443-2452.

35. Ganesaratnam K Balendiran, Rajesh Dabur, Deborah Fraser. The role of glutathione in cancer. *Cellular Biochemistry and Function.* 2004 Nov-Dec;22(6):343-52.

36. Jonica Campolo, Stefano Bernardi, Lorena Cozzi, Silvia Rocchiccioli, Cinzia Dellanoce, Antonel-la Cecchettini, et al. Medium-term effect of sublingual l-glutathione supplementation on flow-mediated dilation in subjects with cardiovascular risk factors. *Nutrition.* 2017 Jun;38:41-47.

37. R Sinha, I Sinha, A Calcagnotto, N Trushin, J S Haley, T D Schell, et al. Oral supplementation with liposomal glutathione elevates body stores of glutathione and markers of immune function.

European Journal of Clinical Nutrition. 2018 Jan;72(1):105-111.

38. Axel C P Diederichsen, Jes S Lindholt, Sören Möller, Kristian A Øvrehus, Søren Auscher, Jess Lambrechtsen, et al. Vitamin K2 and D in patients with aortic valve calcification: a randomized double-blinded clinical trial. *Circulation.* 2022 May 3;145(18):1387-1397.

39. I Iwamoto, S Kosha, S Noguchi, M Murakami, T Fujino, T Douchi, Y Nagata. A longitudinal study of the effect of vitamin K2 on bone mineral density in postmenopausal women: a comparative study with vitamin D3 and estrogen-progestin therapy. *Maturitas.* 1999 Jan 4;31(2):161-4.

40. Lavienja A J L M Braam, Marjo H J Knapen, Piet Geusens, Fred Brouns, Cees Vermeer. Factors affecting bone loss in female endurance athletes: a two-year follow-up study. *American Journal of Sports Medicine.* 2003;31(6):889-95.

41. M H J Knapen, N E Drummen, E Smit, C Vermeer, E Theuwissen. Three-year low-dose menaquinone-7 supplementation helps decrease bone loss in healthy postmenopausal women. *Osteoporosis International.* 2013;24(9):2499-2507.

42. Marjo H J Knapen, Lavienja A J L M Braam, Nadja E Drummen, Otto Bekers, Arnold P G Hoeks, Cees Vermeer. Menaquinone-7 supplementation improves arterial stiffness in healthy postmenopausal women. A double-blind randomized clinical trial. *Thrombosis and Haemostasis.* 2015 May;113(5):1135-44.

43. G C M Gast, N M de Roos, I Sluijs, M L Bots, J W J Beulens, J M Geleijnse, et al. A high menaquinone intake reduces the incidence of coronary heart disease. *Nutrition, Metabolism, and Cardiovascular Diseases.* 2009 Sep;19(7):504-10.

44. Johanna M Geleijnse, Cees Vermeer, Diederick E Grobbee, Leon J Schurgers, Marjo H J Knapen, Irene M van der Meer, et al. Dietary intake of menaquinone is associated with a reduced risk of coronary heart disease: the Rotterdam Study. *Journal of Nutrition.* 2004 Nov;134(11):3100-5.

45. Fumihiko Yasuno, Satoshi Tanimukai, Megumi Sasaki, Chiaki Ikejima, Fumio Yamashita, Chiine Kodama, et al. Combination of antioxidant supplements improved cognitive function in the elderly. *Journal of Alzheimer's Disease.* 2012;32(4):895-903.

46. Paulina Wasserfurth, Josefine Nebl, Tim Konstantin Boßlau, Karsten Krüger, Andreas Hahn, Jan Philipp Schuchardt. Intake of Calanus finmarchicus oil for 12 weeks improves omega-3 index in healthy older subjects engaging in an exercise programme. *British Journal of Nutrition.* 2020 Feb 26:1-10.

47. D O Kennedy, C F Haskell, P L Mauri, A B Scholey. Acute cognitive effects of standardized Ginkgo biloba extract complexed with phosphatidylserine. *Human Psychopharmacology.* 2007 Jun;22(4):199-210.

48. R Ihl, M Tribanek, N Bachinskaya; GOTADAY Study Group. Efficacy and tolerability of a once-daily formulation of Ginkgo biloba extract EGb 761®in Alzheimer's disease and vascular dementia: results from a randomized controlled trial. *Pharmacopsychiatry.* 2012 Mar;45(2):41-6.

49. Jakub Hort, Thomas Duning, Robert Hoerr. Ginkgo biloba Extract EGb 761 in the Treatment of Patients with Mild Neurocognitive Impairment: A Systematic Review. *Neuropsychiatric Disease*

and *Treatment*. 2023 Mar 23;19:647-660.

50. Kelvin Li, Xia-Fang Wang, Ding-You Li, Yuan-Cheng Chen, Lan-Juan Zhao, Xiao-Gang Liu, et al. The good, the bad, and the ugly of calcium supplementation: a review of calcium intake on human health. *Clinical Interventions in Aging*. 2018 Nov 28;13:2443-2452.

51. Ganesaratnam K Balendiran, Rajesh Dabur, Deborah Fraser. The role of glutathione in cancer. *Cellular Biochemistry and Function*. 2004 Nov-Dec;22(6):343-52.

52. Jonica Campolo, Stefano Bernardi, Lorena Cozzi, Silvia Rocchiccioli, Cinzia Dellanoce, Antonella Cecchettini, et al. Medium-term effect of sublingual l-glutathione supplementation on flow-mediated dilation in subjects with cardiovascular risk factors. *Nutrition*. 2017 Jun;38:41-47.

53. R Sinha, I Sinha, A Calcagnotto, N Trushin, J S Haley, T D Schell, et al. Oral supplementation with liposomal glutathione elevates body stores of glutathione and markers of immune function. *European Journal of Clinical Nutrition*. 2018 Jan;72(1):105-111.

54. Axel C P Diederichsen, Jes S Lindholt, Sören Möller, Kristian A Øvrehus, Søren Auscher, Jess Lambrechtsen, et al. Vitamin K2 and D in patients with aortic valve calcification: a randomized double-blinded clinical trial. *Circulation*. 2022 May 3;145(18):1387-1397.

55. I Iwamoto, S Kosha, S Noguchi, M Murakami, T Fujino, T Douchi, Y Nagata. A longitudinal study of the effect of vitamin K2 on bone mineral density in postmenopausal women: a comparative study with vitamin D3 and estrogen-progestin therapy. *Maturitas*. 1999 Jan 4;31(2):161-4.

56. Lavienja A J L M Braam, Marjo H J Knapen, Piet Geusens, Fred Brouns, Cees Vermeer. Factors affecting bone loss in female endurance athletes: a two-year follow-up study. *American Journal of Sports Medicine*. 2003;31(6):889-95.

57. Luz Maria De-Regil, Juan Pablo Peña-Rosas, Ana C Fernández-Gaxiola, Pura Rayco-Solon. Effects and safety of periconceptional oral folate supplementation for preventing birth defects. *Cochrane Database of Systematic Reviews*. 2015 Dec 14;2015(12):CD007950.

58. Yacong Bo, Yongjian Zhu, Yuchang Tao, Xue Li, Desheng Zhai, Yongjun Bu, et al. Association Between Folate and Health Outcomes: An Umbrella Review of Meta-Analyses. *Frontiers in Public Health*. 2020 Dec 15;8:550753.

59. Yuyang Zhang, Wei Zhang, Yutian Dai, Hui Jiang, Xiansheng Zhang. Serum Folic Acid and Erectile Dysfunction: A Systematic Review and Meta-Analysis. *Sexual Medicine*. 2021 Jun;9(3):100356.

60. Yuyang Zhang, Wei Zhang, Yutian Dai, Hui Jiang, Xiansheng Zhang. Serum Folic Acid and Erectile Dysfunction: A Systematic Review and Meta-Analysis. *Andrologia*. 2021 May;53(4):e14003.

61. Xiang Li, You-Man Zeng, Yu-di Luo, Juan He, Bo-Wen Luo, Xiong-Cai Lu, et al. Effects of folic acid and folic acid plus zinc supplements on the sperm characteristics and pregnancy outcomes of infertile men: A systematic review and meta-analysis. *Heliyon*. 2023 Jul 13;9(7):e18224.